Vivre au rythme de la LUNE 2024

Mise en garde

Malgré tout le soin apporté à la rédaction de cet agenda, une erreur aura pu s'y glisser. L'auteure et l'éditeur déclinent toute responsabilité concernant l'utilisation des recettes et ne sauraient être tenus pour responsables des conséquences qui découleraient de l'utilisation de ce manuel ou d'une mauvaise interprétation. Par ailleurs, cet agenda ne saurait remplacer un médecin ni se substituer à un traitement médical.

Crédits photos : AdobeStock.com

Imprimé en France par Présence graphique
en juillet 2023

Dépôt légal : août 2023
ISBN : 978-2-84939-247-8

1, rue Jean de Brion
77520 Donnemarie-Dontilly

calendrier-lunaire.info

Vivre au rythme de la LUNE 2024

Pouvoirs bienfaisants • Santé • Beauté • Bien-être

ÉDITIONS
MOSAÏQUE-SANTÉ

Comprendre
la Lune et ses cycles

La lune serait vieille de 4,5 milliards d'années. Elle est juste un peu plus jeune que la Terre... Plusieurs scénarios existent sur son origine, mais le plus probable est qu'elle serait le résultat d'une collision entre une protoplanète nommée Théia, de la taille de Mars, et notre jeune planète Terre.

La lune est l'unique satellite naturel de la Terre. Elle se lève à l'est et se couche à l'ouest, comme le soleil et les étoiles, tout simplement parce que la Terre tourne sur elle-même d'ouest en est. Nous voyons toujours la même face de la lune, car sa rotation sur elle-même est égale à sa révolution autour de la Terre. Elle n'a ni atmosphère ni champ magnétique, et sa température à la surface varie de – 233 °C à 123 °C... Un peu extrême pour aller y passer nos prochaines vacances !

Les rythmes lunaires

◆ ***Le cycle synodique***

C'est le rythme le plus connu et celui que l'on peut observer le plus facilement. Il correspond à l'intervalle de temps entre deux lunaisons, c'est-à-dire entre deux nouvelles lunes. Sa durée moyenne est de 29 jours 12 heures 44 minutes et 3 secondes.

On appelle **lune croissante** la période où le croissant de lune (sa surface lumineuse) augmente, c'est-à-dire entre la nouvelle lune et la pleine lune.

On appelle **lune décroissante** la période où le croissant de lune diminue, c'est-à-dire entre la pleine lune et la nouvelle lune.

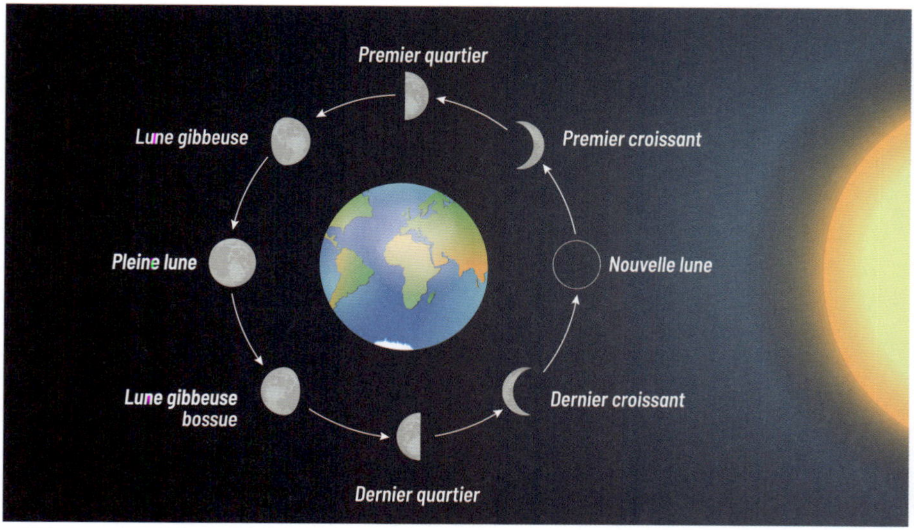

Croissante ou décroissante ?

Pour savoir si la lune est en phase croissante ou décroissante, on accole un trait vertical au quartier de lune que l'on voit : si cela dessine un « p », on est en présence du « premier » quartier, la lune est donc croissante. S'il s'agit d'un « d », on observe le « dernier » quartier, lorsque la lune est décroissante (hémisphère nord).

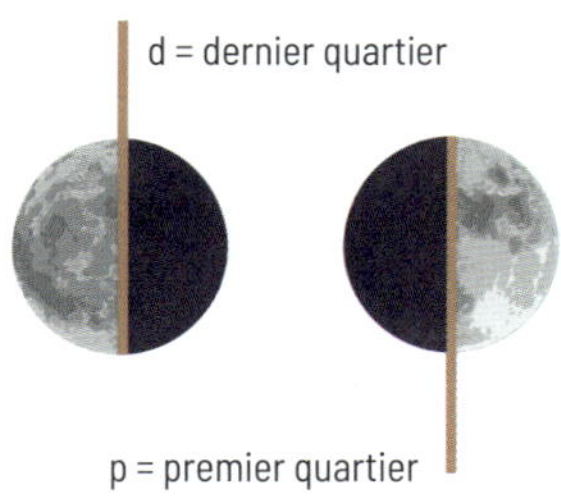

- ***Le cycle périodique, ou sidéral***

C'est le cycle de la lune montante et descendante, qui correspond à la période que met la lune pour faire le tour complet de la Terre, en prenant pour repère l'arrière-plan fixe des étoiles (constellations). Sa durée est de 27 jours, 7 heures, 43 minutes et 12 secondes.

La **lune est montante** si au fil des jours, l'arc de cercle qu'elle décrit s'agrandit progressivement, montant de l'horizon au milieu du ciel. Repérez un soir à une heure précise la hauteur de la lune (par rapport à une maison par exemple) et si le lendemain celle-ci est plus haute dans le ciel, alors la lune est montante.

La **lune est descendante** si au fil des jours, l'arc de cercle qu'elle décrit diminue progressivement, descendant du milieu du ciel à l'horizon. Repérez un soir à une heure précise la hauteur de la lune et si le lendemain celle-ci est plus basse dans le ciel, alors la lune est descendante.

Les phases de la lune

- ***La nouvelle lune***

La phase de la nouvelle lune englobe les deux jours précédents et suivants la date fixe de la nouvelle lune. La lune n'est pas visible de la Terre, c'est pour cette raison qu'on la nomme également lune noire. Elle se trouve exactement entre le soleil et la Terre. Elle nous paraît donc invisible à l'œil, car elle est éclairée par-derrière. La lune et le soleil se lèvent et se couchent quasiment en même temps. La nouvelle lune se lève toujours de jour.

- ***Le premier croissant***

La lune apparaît après midi, sous la forme d'un croissant, entre le troisième et le quatrième jour suivant la nouvelle lune (on commence à voir une petite partie de sa face éclairée par le soleil). La partie visible forme un C à l'envers.

- ***Le premier quartier***

En fin de journée, on voit la moitié de la face éclairée de la lune. Elle met 7 jours pour atteindre ce stade. Si on trace une barre verticale imaginaire contre la partie éclairée de l'astre, elle prend la forme d'un p (comme premier quartier).

- ***La lune gibbeuse croissante***

Le soir, la partie visible de la lune (éclairée par le soleil) représente 75 % de sa surface : on la dit croissante.

- ***La pleine lune***

La pleine lune se produit 2 semaines après la nouvelle lune. Cette phase englobe les deux jours précédents et suivants la date fixe de la pleine lune.

La Terre se trouve alors entre le soleil et la lune, qui est donc entièrement visible depuis notre planète. Elle apparaît toute ronde, éclairée par le soleil, et on la nomme parfois lune blanche.

La lune et le soleil sont en opposition. Lorsque l'un se lève, l'autre se couche : la pleine lune ne se lève donc que de nuit. Grâce à cet effet d'opposition qui améliore sa luminosité, l'astre est douze fois plus lumineux que lorsqu'il ne présente qu'un quartier. Si vous prenez le temps de regarder la lune quand elle est proche de l'horizon (lorsqu'elle se lève ou se couche), elle vous apparaîtra plus grande.

◆ *La lune gibbeuse décroissante*

Deux semaines et demie après la nouvelle lune, la partie visible de l'astre diminue et on ne voit que 75 % de sa surface au petit matin. Elle est de moins en moins éclairée : on parle de lune décroissante.

◆ *Le dernier quartier*

Le matin, la lune nous montre la moitié de sa face éclairée. Cette phase se produit trois semaines après la nouvelle lune et une semaine avant la prochaine nouvelle lune. Si on trace une barre verticale imaginaire contre la partie éclairée de l'astre, elle prend la forme d'un d (comme dernier quartier).

◆ *Le dernier croissant*

On ne voit plus que 25 % de la surface de la lune éclairée par le soleil, toujours le matin, de 3 à 4 jours avant la nouvelle lune. La partie visible forme un C.

Super lune et lune bleue

Si la pleine lune coïncide avec le périgée (moment où la lune est la plus proche de la Terre), elle sera encore plus grande qu'une pleine lune classique. C'est ce que l'on appelle une super lune. En 2024, ce phénomène aura lieu trois fois : le 18 septembre, le 17 octobre et le 15 novembre.

Si deux pleines lunes co-existent dans le même mois, la deuxième sera appelée lune bleue. C'est une pleine lune particulière, soi-disant plus puissante. Elle ne prend toutefois une couleur bleue que lors d'éruptions volcaniques, comme celles du Pinatubo en 1991, du mont Saint Helens en 1980, du volcan El Chichon en 1983 et du Krakatoa en 1883.

Quand la lune est mal lunée

◆ *Apogée et périgée*

La lune se déplace sur une orbite elliptique tout autour de la Terre. La distance de la Terre à la lune varie donc régulièrement suivant sa position. Elle passe de l'apogée au périgée.

L'apogée correspond au point de l'ellipse orbitale où notre satellite est le plus éloigné de la Terre. À l'opposé, le périgée correspond au point de l'ellipse orbitale où notre satellite est le plus proche de la Terre et sa vitesse au maximum.

Le cycle de passage de la lune d'un périgée à l'autre est appelé **révolution lunaire anomalistique**. Il est en moyenne de 27 jours 13 heures 18 minutes et 33 secondes.

Vous ne devez pas toucher à vos cheveux, ongles et poils 6 heures avant et 6 heures après un apogée ou un périgée, car les effets lunaires seraient néfastes sur les soins.

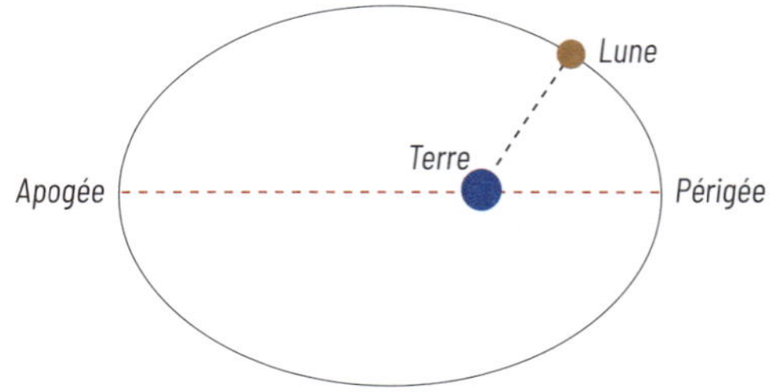

◆ *Les nœuds lunaires*

Un nœud lunaire est le moment où la lune coupe le plan de rotation de la Terre autour du soleil (plan de l'écliptique). Pendant sa révolution autour de la Terre, la lune va traverser l'écliptique à deux reprises : une fois en montant (nœud lunaire montant) et une fois en descendant (nœud lunaire descendant).

Le cycle de passage de la lune pour aller d'un nœud lunaire ascendant au nœud lunaire ascendant suivant est appelé révolution lunaire draconitique. Ce nom fait référence à un dragon mythique vivant aux nœuds et qui mange le soleil ou la lune pendant les éclipses, qui se produisent lorsque la

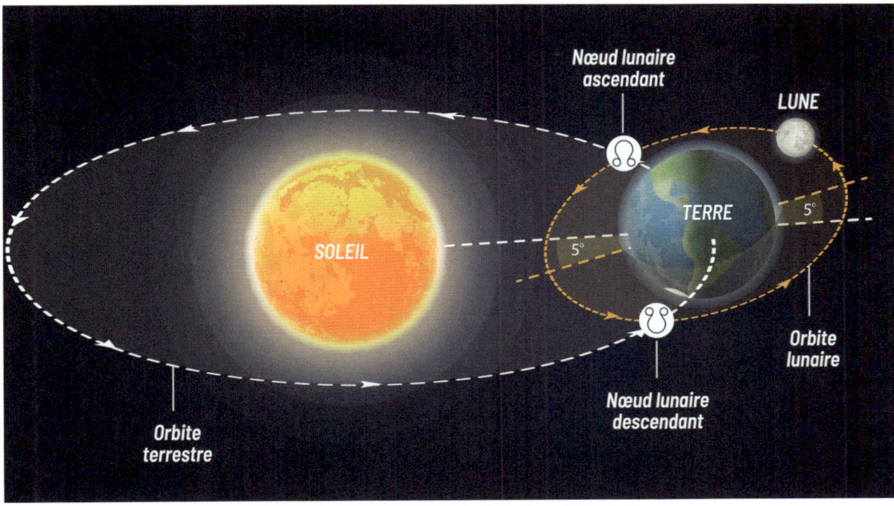

lune est près d'un nœud. Ce cycle dure en moyenne 27 jours 5 heures 5 minutes et 36 secondes.

Vous ne devez pas toucher à vos cheveux, ongles et poils 6 heures avant et 6 heures après un nœud lunaire, car les effets de l'astre seraient néfastes sur les soins.

Les éclipses

Les éclipses se produisent lorsque la Terre, la lune et le soleil sont alignés, phénomène appelé syzygie.

◆ Les éclipses de lune

Elles se produisent au moment de la pleine lune. La Terre se trouve entre le soleil et la lune ; cette dernière est donc entièrement visible de la Terre. Il y a éclipse de lune lorsque la lune passe dans le cône d'ombre ou dans le cône de pénombre de la Terre.

Une éclipse de lune par la pénombre aura lieu le 25 mars 2024 à 8 h 12 (elle commencera à 5 h 53 et finira à 10 h 32). Une éclipse partielle de lune aura lieu le 18 septembre 2024 à 00 h 44 (elle commencera à 22 h 41 le 17 septembre et finira à 02 h 47 le lendemain).

◆ Les éclipses de soleil

Elles se produisent au moment de la nouvelle lune. La lune n'est pas visible de la Terre, car elle est éclairée par-derrière. Lors de l'éclipse, la lune se trouve exactement entre le soleil et la Terre, et sa taille apparente est à peu près la même que celle du soleil. En effet, si le soleil a un diamètre 400 fois plus grand que celui de la lune, il est également 400 fois plus loin ; d'où cet effet de superposition. Il y a éclipse de soleil lorsque la Terre passe dans le cône d'ombre ou dans le cône de pénombre de la lune.

Une éclipse solaire totale aura lieu le 8 avril 2024 à 20 h 17 (elle commencera à 17 h 42 et finira à 22 h 52, et sera visible en Amérique du Nord et en Amérique centrale). Une autre éclipse, annulaire cette fois, aura lieu le 2 octobre 2024 à 20 h 45 (elle commencera à 17 h 43 et finira à 23 h 47, et sera visible du sud de l'Amérique du Sud).

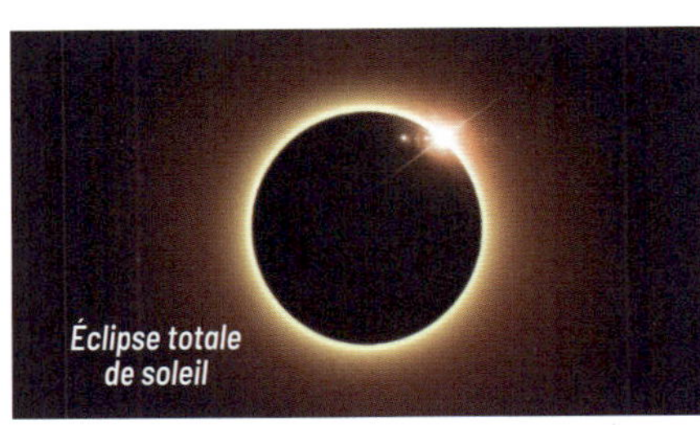
Éclipse totale de soleil

Signes et constellations : ce n'est pas la même chose !

Les 13 constellations du zodiaque se partagent l'écliptique (plan géométrique contenant l'orbite de la Terre autour du soleil et l'orbite des autres principales planètes) en bandes variant de 6,5° pour le Scorpion à 45° pour la Vierge (Ophiuchus n'apparaissant jamais dans les calendriers lunaires). Contrairement aux constellations, les 12 signes zodiacaux ne constituent pas des regroupements stellaires. Ils se partagent le cercle écliptique en bandes d'une largeur de 30°.

Les constellations du zodiaque

Le soleil, la lune et les planètes se déplacent dans le ciel étoilé. Afin de se repérer, les voyageurs et les marins regardaient entre autres le ciel étoilé afin de s'orienter. Les constellations (terme latin qui signifie « serti d'étoiles ») sont des regroupements apparents d'étoiles brillantes voisines dans une portion du ciel, visibles à l'œil nu, représentant des formes auxquelles on a donné des noms. Elles portent des noms d'animaux, d'objets ou de personnages religieux et mythologiques. Le mot zodiaque vient quant à lui du grec *zodiakos*, qui veut dire « cercle de petits animaux ».

Les 13 constellations du zodiaque sont le Bélier, le Taureau, les Gémeaux, le Cancer, le Lion, la Vierge, la Balance, le Scorpion, Ophiuchus (ou le Serpentaire), le Sagittaire, le Capricorne, le Verseau et les Poissons.

La lune dans les constellations

En réalisant son orbite autour de la Terre, la lune passe devant chaque constellation et y reste en moyenne entre 1 et 4 jours. Les constellations modifient les influx lunaires en activant temporairement leurs propres influences, et impactent ensuite les organismes vivants terrestres.

Elles sont classées suivant les quatre éléments constituant notre univers : Feu, Terre, Air et Eau. Après bien des recherches, on a pu relier les éléments des constellations aux soins spécifiques pour le corps, la santé et le bien-être comme on avait pu le faire pour les plantes. Votre agenda est le résultat de ces applications !

Les constellations suivant leur élément

Bélier, Lion, Sagittaire - Élément Feu : évoque le soleil et symbolise la régénération. C'est un élément actif et masculin.

Taureau, Vierge, Capricorne - Élément Terre : symbolise le féminin et la fécondité.

Gémeau, Balance, Verseau - Élément Air : symbolise le masculin, le mental, et correspond à l'univers des senteurs et des vibrations.

Cancer, Scorpion, Poissons - Élément Eau : symbolise le féminin et l'inconscient. L'eau est la source de toute vie, elle purifie et régénère.

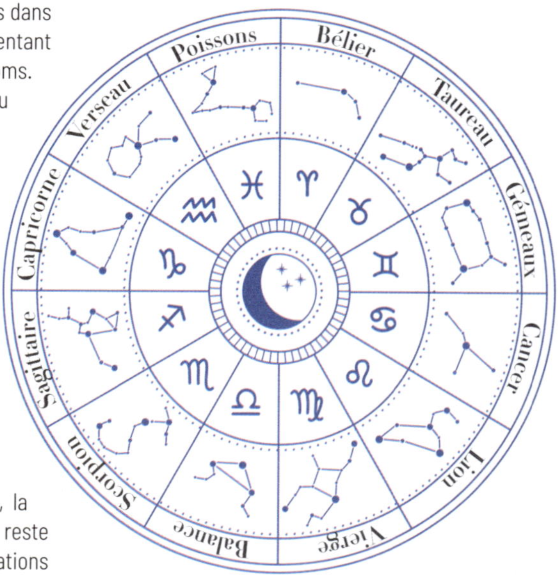

Les bienfaits de la Lune

Prenez soin de vous en phase avec la lune et les éléments. Que ce soit pour s'occuper de vos cheveux, de vos ongles, de votre peau, pour mettre en place un régime ou une simple diète, la lune va vous donner un coup de pouce. Elle sera votre alliée santé, beauté et bien-être. Mais attention, les soins à réaliser seront différents suivant les phases de la lune, et certains éléments comme périgées, apogées et nœuds lunaires peuvent les perturber.

Le passage de la lune devant les constellations influencera également l'intensité des soins, de même que la lune montante ou descendante accentuera les influences de la lune croissante et décroissante. C'est pour cette raison que cet agenda lunaire a été créé : pour vous simplifier la vie et vivre tout naturellement au rythme de la lune. Il sera votre guide, mais vous devez décider de commencer à prendre soin de vous aujourd'hui, dès maintenant !

De la nouvelle lune à la pleine lune : lune croissante

◆ *Lune croissante*

L'énergie remonte : élaborez et créez vos rêves, faites-vous plaisir, initiez-vous à ce que vous avez toujours voulu étudier, découvrir, connaître.

C'est la période idéale pour pratiquer des rituels d'attraction, de réussite, de prospérité et de vitalité

La lune et nous

Notre corps étant constitué de plus de 60 % d'eau, nos cellules connaîtraient un phénomène de micromarées intérieures qui suivent les rythmes de la lune.
Le rayonnement électromagnétique de la lune joue un rôle sur notre organisme et plus particulièrement sur notre hypothalamus (glande qui orchestre la production d'hormones). Par exemple, la pleine lune augmente notre taux de testostérone, qui influence le désir sexuel. Quant à la mélatonine (hormone du sommeil), des chercheurs ont découvert que son taux de sécrétion diminuait de moitié sous l'influence de la pleine lune, créant une sensation d'insomnie. En moyenne, nous perdrions 20 minutes de sommeil et 15 % de la qualité de notre sommeil.
Lors d'une étude réalisée en Floride, le Dr Andrews a également constaté que les saignements postopératoires étaient plus importants en période de pleine lune et de nouvelle lune.
Si les cycles lunaires rythment l'humeur et la santé de l'homme, ils ont également une action sur notre corps. Des recherches ont ainsi montré qu'en lune montante, la taille des vaisseaux capillaires augmentait. Se couper les cheveux en lune croissante et montante permettra donc une repousse rapide, avec vigueur et santé.

afin d'attirer les énergies positives. Ne faites pas d'excès alimentaire durant toute la lune croissante (vous risqueriez de prendre du poids), par contre, vous pouvez en profiter pour faire une cure tonifiante (tisanes d'ortie, phytothérapie, apports de compléments alimentaires mieux assimilés par l'organisme) afin de lutter contre la fatigue. Planifiez un massage énergisant et tonifiant, cela va vous booster.

C'est une période favorable pour couper ses cheveux afin qu'ils repoussent plus rapidement, pour les colorer (les couleurs tiendront mieux), pour des soins aux cheveux gras (masque, après-shampoing...). C'est également le bon moment pour prendre soin de ses ongles afin de les fortifier (mais repousse rapide) ou des peaux sèches et mixtes.

◆ *Nouvelle lune*

La nouvelle lune amorce un nouveau cycle lunaire, une phase de calme et d'introspection où l'énergie cherche à se renouveler. C'est le moment idéal pour faire le plein d'inspiration et réfléchir à de nouveaux objectifs, de « manifester » ses vœux, de regarder l'avenir et d'inviter la nouveauté dans sa vie. C'est le point de départ pour concrétiser ses rêves.

La nouvelle lune est la période idéale pour jeûner (monodiète de 3 jours afin de détoxifier les reins, les intestins et la peau à l'aide de plantes et des fibres), se débarrasser des mauvaises habitudes alimentaires et pour nettoyer et purifier votre peau en profondeur.

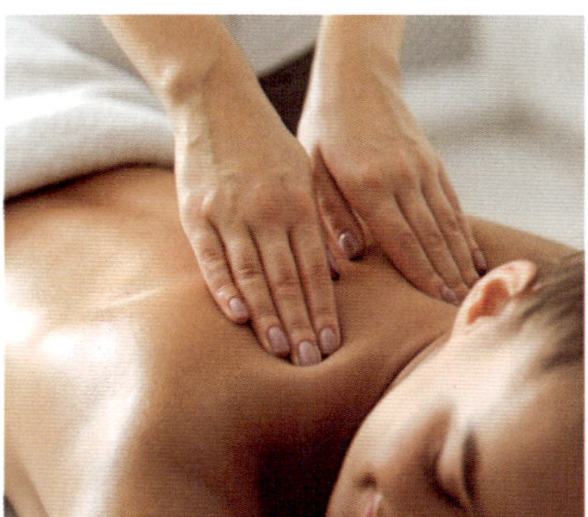

◆ *Premier croissant*

C'est un moment d'abondance et de créativité dans l'élaboration de ses rêves et de ses projets.

Précisez votre intention : concentrez-vous, visualisez et affirmez-la quotidiennement.

◆ *Premier quartier*

C'est le temps de la réalisation de vos projets. Certaines épreuves s'imposeront peut-être à vous, mais ayez toujours confiance et restez positif. Trouvez les solutions aux défis posés avec un esprit résolu. Pratiquez la méditation afin d'améliorer la connaissance de vous-même et recevoir de judicieux conseils...

◆ *Lune gibbeuse croissante*

Adaptation, ajustement et harmonisation de vos projets qui se concrétisent. Faites le plein d'énergie !

De la pleine lune à la nouvelle lune : lune décroissante

◆ *Lune décroissante*

Changement d'énergie : c'est une phase de réalisation et de lâcher-prise. Finalisez ce que vous avez commencé, puis transmettez-le et diffusez-le. Faites le ménage de tout ce qui peut être préjudiciable pour vous (dépendance, embonpoint, énergie négative...) et recentrez-vous (méditation, relaxation, massage relaxant, balade en forêt, etc.).

C'est un cycle d'élimination des toxines, alors profitez-en : faites une détox, une cure dépurative (tisanes diurétiques), une monodiète, un jeûne long, etc. Maigrissez en douceur. Mangez des légumes verts, des fibres, des jus de fruits...

C'est une période favorable pour couper ses cheveux afin qu'ils repoussent plus lentement, plus épais, plus forts et qu'ils fourchent moins. C'est également le bon moment pour prendre soin des cheveux secs et mixtes (masques), pour traiter les pellicules ou réaliser une permanente, qui abîmera moins les cheveux. C'est le moment idéal pour s'épiler (repousse lente), pour prendre soin de ses ongles (repousse lente, forts et résistants), des peaux grasses (sudation, gommage...) et de ses dents.

• *Pleine lune*

La pleine lune est le point culminant des énergies. Exploitez cette abondance afin de surmonter les obstacles qu'il reste à franchir pour mener à bien votre entreprise. Les énergies créatrices se libèrent pour concrétiser vos rêves ! Lâchez prise et réalisez vos projets. Si besoin, canalisez le trop-plein d'énergie en pratiquant des activités sportives.

La pleine lune accentue les effets de la cure détox. Elle est propice à la libération des mauvaises habitudes, vibrations et énergies. Profitez de ce moment pour méditer, analyser et remercier (gratitude).

• *Lune gibbeuse décroissante*

Régénérez-vous physiquement et émotionnellement.

• *Dernier quartier*

Laissez aller, lâchez prise : vous entrez dans une période de réflexion et d'introspection. Recherchez les réponses en vous. Faites le bilan, délivrez-vous de tout ce qui peut vous ralentir et réjouissez-vous du chemin parcouru.

Le dernier quartier est également propice aux soins dentaires.

• *Dernier croissant*

C'est le moment de préparer le bilan : que s'est-il passé ? Qu'avez-vous appris ? Assimilez et aimez ce que vous êtes devenu. Il faut s'octroyer du temps pour flâner et rêver, afin de faire le plein d'inspiration pour préparer la nouvelle lune qui arrive.

Les soins à réaliser suivant les constellations

Vous retrouverez ci-dessous les principaux soins à réaliser (ou non) suivant les constellations traversées par la lune. C'est vraiment à titre indicatif, car suivant si la lune est croissante/montante, croissante/descendante, décroissante/descendante ou décroissante/montante, le résultat variera d'intensité. Les combinaisons croissante/montante et décroissante/descendante seront toujours plus fortes.

De plus, il faut toujours avoir à l'esprit que les nœuds lunaires, périgées et apogées sont des périodes défavorables où il ne faut toucher ni aux cheveux, ni aux ongles, ni aux poils.

C'est pourquoi cet agenda va vous simplifier la vie : prenez et notez vos rendez-vous et suivez tranquillement au jour le jour les soins à réaliser !

Zodiaque	Lune croissante	Lune décroissante
Bélier 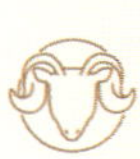	• *Coupe des cheveux (repousse plus rapide avec vigueur et santé).* • *Coloration des cheveux (les couleurs tiennent mieux).* • *Soins aux cheveux gras (masque, après-shampoing...).* • *Massage énergétique et tonifiant.*	• *Soins des ongles (pour les renforcer et repousse lente).* • *Permanente (abîme moins les cheveux).* • *Soins aux cheveux secs et mixtes (masque...).* • *Soins des peaux grasses (sudation, nettoyer, assainir, gommer...).* • *Épilation (repousse lente).* • *Commencer un jeûne long, un régime, en pensant à boire beaucoup.*

Zodiaque	Lune croissante	Lune décroissante
Taureau	◆ *Soins aux cheveux gras (masque, après-shampoing…).* ◆ *Massage énergétique et tonifiant.*	◆ *Soins aux cheveux secs et mixtes (masque).* ◆ *Soins des ongles (pour les renforcer et repousse lente).* ◆ *Soins dentaires.* ◆ *Épilation (repousse lente).* ◆ *Soins des peaux grasses (sudation, nettoyer, assainir, gommer…).*
Gémeaux	-	◆ *Épilation (repousse lente).* ◆ *Soins des peaux grasses (sudation nettoyer, assainir, gommer…).*
Cancer	◆ *Laissez vos cheveux, ongles et poils tranquilles.*	◆ *Laissez vos cheveux, ongles et poils tranquilles.* ◆ *Soins dentaires.* ◆ *Soins des peaux grasses (sudation nettoyer, assainir, gommer…).*
Lion	◆ *Coupe des cheveux (repousse plus rapide avec vigueur et santé).* ◆ *Coloration des cheveux (les couleurs tiennent mieux).* ◆ *Soins aux cheveux gras (masque, après-shampoing…).*	◆ *Coupe des cheveux (repousse lente, épais, forts et fourchent moins).* ◆ *Permanente.* ◆ *Soins aux cheveux secs et mixtes (masque).* ◆ *Soins des ongles (pour les épaissir et repousse lente).* ◆ *Commencer un jeûne plus long, un régime, en pensant à boire beaucoup.* ◆ *Épilation (repousse lente).* ◆ *Soins des peaux grasses (sudation, nettoyer, assainir, gommer…) ; massage relaxant.*
Vierge	◆ *Coupe des cheveux (repousse plus rapide avec vigueur et santé).* ◆ *Coloration des cheveux (les couleurs tiennent mieux).* ◆ *Soins aux cheveux gras (masque, après-shampoing…).*	◆ *Coupe des cheveux (repousse lente, épais, forts et fourchent moins).* ◆ *Masque aux cheveux secs et mixtes.* ◆ *Permanente (abîme moins les cheveux).* ◆ *Massage relaxant.* ◆ *Soins dentaires.* ◆ *Soins des ongles (pour les épaissir et repousse lente).* ◆ *Épilation (repousse lente).* ◆ *Détox en pensant à boire beaucoup (élimination des toxines par les plantes sur idéalement 3 semaines).* ◆ *Soins des peaux grasses (sudation, nettoyer, assainir, gommer…).*

Zodiaque	Lune croissante	Lune décroissante
Balance	-	◆ Épilation (repousse lente). ◆ Soins des peaux grasses (sudation, nettoyer, assainir, gommer…). ◆ Détox en pensant à boire beaucoup (élimination des toxines par les plantes sur idéalement 3 semaines).
Scorpion	◆ Laissez vos cheveux, ongles et poils tranquilles.	◆ Laissez vos cheveux, ongles et poils tranquilles. ◆ Soins dentaires. ◆ Soins des peaux grasses (sudation, nettoyer, assainir, gommer…).
Sagittaire	◆ Soins aux cheveux gras (masque, après-shampoing…). ◆ Massage énergétique et tonifiant.	◆ Soins des ongles (pour les renforcer et repousse lente). ◆ Permanente (abîme moins les cheveux). ◆ Commencer un jeûne long, un régime, en pensant à boire beaucoup. ◆ Épilation (repousse lente). ◆ Soins des peaux grasses (sudation, nettoyer, assainir, gommer…).
Capricorne	◆ Coupe des cheveux (repousse plus rapide avec vigueur et santé). ◆ Coloration (les couleurs tiennent mieux). ◆ Soins aux cheveux gras (masque, après-shampoing…). ◆ Massage énergétique et tonifiant. ◆ Soins des ongles pour les renforcer (attention, dans ce cas, pousse rapide).	◆ Coupe des cheveux (repousse plus lente, épais, forts et fourchent moins). ◆ Soins aux cheveux secs et mixtes (masque). ◆ Permanente (abîme moins les cheveux). ◆ Soins dentaires. ◆ Soins des ongles pour les épaissir (repousse lente). ◆ Épilation (repousse lente). ◆ Soins des peaux grasses (sudation, nettoyer, assainir, gommer…). ◆ Commencer un jeûne long, un régime, en pensant à boire beaucoup.
Verseau	-	◆ Épilation (repousse lente). ◆ Soins des peaux grasses (sudation, nettoyer, assainir, gommer…).
Poissons	◆ Laissez vos cheveux, ongles et poils tranquilles.	◆ Laissez vos cheveux, ongles et poils tranquilles. ◆ Soins dentaires. ◆ Soin des peaux grasses (sudation, nettoyer, assainir, gommer…).

Les alliés santé
beauté & bien-être

Soins aux cheveux

Les shampoings, après-shampoings, soins capillaires (masques) doivent être les plus sains possibles. De nombreux produits industriels contiennent des éléments nocifs (sulfates, alcools...) pour le cuir chevelu et les cheveux, surtout après de nombreuses applications.

Voici vos alliés pour les soins des cheveux :

◆ ***Soins des cheveux ternes, secs, abîmés, cassants***

Aloe vera * Avocat * Huile d'argan * Huile de coco * Huile d'olive * Miel * Jaune d'œuf * Poudre d'ortie * Vinaigre de cidre.

◆ ***Soins des cheveux gras***

Aloe vera * Argile verte * Bicarbonate de soude * Citron * Huile de jojoba * Miel * Jaune d'œuf * Poudre d'ortie * Vinaigre de cidre.

◆ ***Soins des cheveux permanentés***

Aloe vera * Huile de coco * Miel * Vinaigre de cidre * Yaourt.

◆ ***Soins des cheveux colorés***

Huile de coco * Huile de jojoba * Huile d'olive * Huile de pépins de raisin * Huile de sapote * Thym * Vinaigre.

Les gestes simples pour de beaux cheveux

◆ *Ne pas utiliser d'eau trop chaude lorsque vous les lavez.*
◆ *Sécher ses cheveux naturellement, ou alors avec un séchoir pas trop chaud.*
◆ *Éviter les décolorations ou les colorations trop répétées.*
◆ *Ne pas les attacher trop serré.*
◆ *Ne pas utiliser de laque et de gel.*
◆ *Avoir une alimentation saine et équilibrée.*

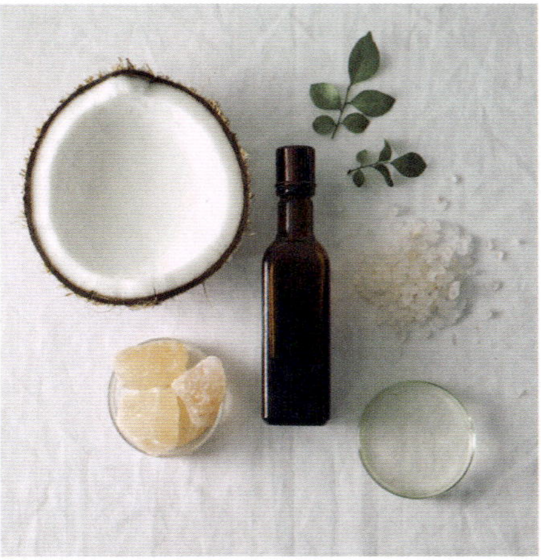

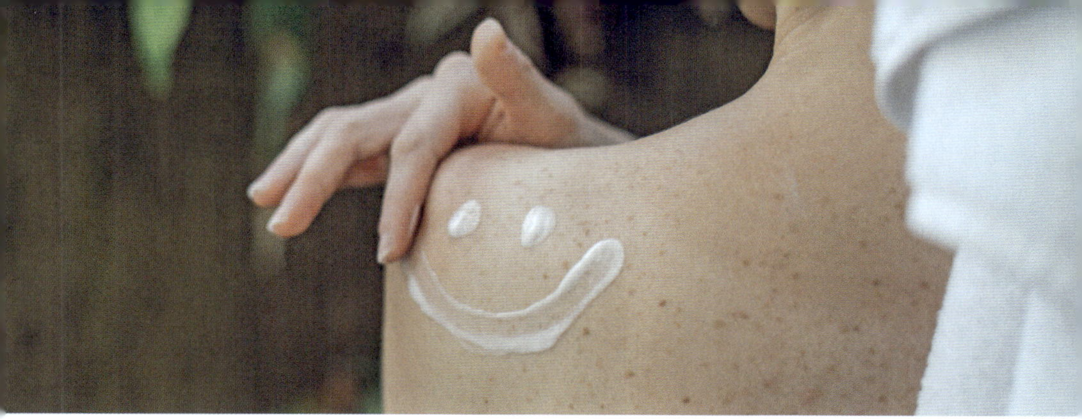

Soins de la peau

Privilégiez des soins contenant des ingrédients naturels, des produits sains, et évitez les produits industriels riches en parabènes et alcools.

Ayez également une alimentation équilibrée, pas trop riche en graisses saturées, sucre, sel, gluten, produits laitiers, alcool, etc.

Voici vos alliés pour les soins de la peau :

◆ *Soins des peaux grasses*

Argile verte * Banane * Jus de citron * Huile de jojoba * Huile de nigelle * Huile de noisette * Miel * Papaye * Savon noir.

◆ *Soins des peaux sèches et mixtes*

Aloe vera * Argile blanche * Huile d'amande douce * Huile d'argan * Huile de bourrache * Huile de coco * Huile de jojoba * Huile de karité (pour les pieds) * Miel * Savon noir * Yaourt.

Les gestes simples pour une belle peau

- *Ne pas se laver avec une eau trop chaude.*
- *Ne pas se frotter ou exfolier trop la peau.*
- *Ne pas fumer.*
- *Boire beaucoup d'eau.*
- *Dormir suffisamment.*
- *Avoir une alimentation saine et équilibrée.*

◆ *Soins après l'épilation*

Aloe vera * Beurre de karité * Huile d'amande douce * Huile d'argan * Huile de calendula * Huile de camomille * Huile de jojoba * Huile de millepertuis.

◆ *Massages*

Huile de noyau d'abricot * Huile d'amande douce * Huile d'argan * Huile d'avocat.

◆ *Soins des ongles*

Ail * Bicarbonate de soude * Citron * Huile d'amande douce * Huile d'olive * Huile de ricin * Vinaigre blanc.

◆ *Soins des dents*

Argile blanche * Bicarbonate de soude * Charbon végétal * Clou de girofle * Huile de coco.

◆ *Cures, jeûnes, détox*

Ail * Ananas * Artichaut * Avocat * Bardane * Betterave * Bouleau * Bourrache * Brocoli * Charbon végétal * Chou * Chou-fleur * Citron * Mauve crépue * Ortie * Orthosiphon * Persil * Pissenlit * Poireau * Pomme * Raisin * Radis noir * Reine-des-prés * Riz * Spiruline * Thé vert.

Les huiles végétales

Riches en antioxydants, en omégas 3 et 6, ainsi qu'en vitamines, les huiles végétales protègent, nourrissent et luttent contre le vieillissement de la peau.

Pour savoir si une huile convient à votre peau, rien de plus simple : elle ne doit pas être « bue » trop vite par votre peau ni laisser un film gras à sa surface. Faites le test ! Versez quelques gouttes d'huile dans vos mains, massez-les et observez le résultat.

Vous pouvez mélanger les huiles entre elles : à vous de faire votre préparation maison. Toutes les huiles citées ci-dessous se conservent très bien, sans s'oxyder.

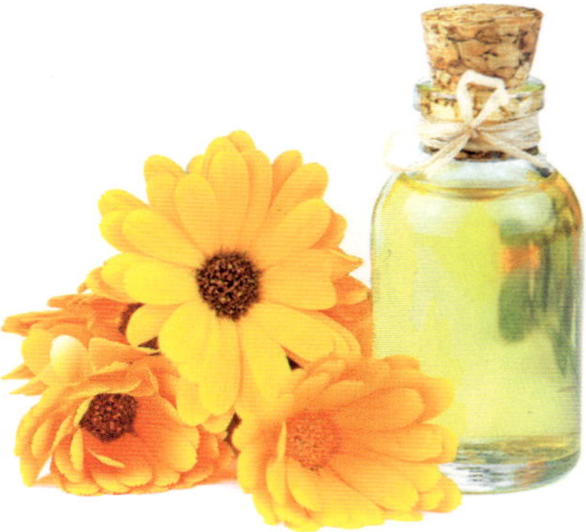

Huiles	Utilisations	Bienfaits
Amande douce	*Peaux sèches à normales, sensibles et fragiles * Épilation * Cheveux secs, cassants, fourchus, chute de cheveux * Ongles*	*Adoucissante, assouplissante, émolliente, anti-inflammatoire, apaisante, cicatrisante, fortifiante, nourrissante, hydratante, tonifiante et protectrice.*
Argan	*Toutes peaux * Épilation * Cheveux ternes, secs et très secs, cassants fourchus * Ongles*	*Antioxydante, anti-inflammatoire, antidessèchement, antivieillissement, assouplissante, cicatrisante, nourrissante, hydratante, réparatrice, raffermissante et protectrice, non comédogène, revitalisante pour les cheveux.*
Avocat	*Peaux sèches, fragiles et dévitalisées * Ongles * Cheveux ternes, secs, fourchus et cassants*	*Antioxydante, assouplissante, hydratante, nourrissante, protectrice, régénératrice, restructurante et antiride, redonne éclat et élasticité à votre peau, non comédogène, stimule la pousse des cheveux.*
Bourrache	*Peaux sèches, déshydratées et délicates, dermatoses * Cheveux fragiles, matures avec chute de cheveux*	*Apaisante, assouplissante, hydratante, raffermissante, revitalisante, régénérante, réparatrice, antiride, antivergetures et anti-inflammatoire.*
Calendula	*Peaux sèches, sensibles * Épilation*	*Anti-inflammatoire, adoucissante, apaisante, assouplissante, cicatrisante, nourrissante et régénérante, réduit les coups de soleil.*

Huiles	Utilisations	Bienfaits
Coco	*Peaux sèches et sensibles * Cheveux secs et cassants, fourchus, colorés et permanentés, frisés * Ongles * Dents*	*Antiseptique, apaisante, calmante, assouplissante, hydratante, nourrissante, protectrice, réparatrice.*
Germe de blé	*Peaux matures et sèches*	*Traitement des dermatoses des peaux sèches (gerçures, crevasses…), anti-âge, nourrissante, protectrice, régénérante.*
Jojoba	*Toutes les peaux * Épilation * Ongles * Tous types de cheveux, permanentés*	*Antivieillissement, assouplissante, adoucissante, apaisante, curative, circulatoire, hydratante, nourrissante, régénérante, régulatrice, rééquilibrante, protectrice et séborégulatrice. C'est l'huile de référence pour les peaux grasses et acnéiques, car non comédogène.*
Karité (beurre)	*Peaux sèches, déshydratées * Lèvres * Cheveux fourchus, cassants, crépus, permanentés, décolorés*	*Antioxydant, antiride, adoucissant, assouplissant, apaisant, hydratant, nourrissant, régénérant, régulateur, protecteur et élasticité de la peau, non comédogène.*
Macadamia	*Peaux agressées, sensibles à normales * Cheveux asséchés par la mer, le soleil ou la décoloration*	*Antimicrobienne, apaisante, assouplissante, cicatrisante, hydratante, nourrissante, réparatrice, régénérante, protège la peau des agressions extérieures.*
Monoï	*Peaux sèches qui tiraillent * Cheveux permanentés, crépus, cassants et fourchus*	*Adoucissante, assouplissante, apaisante, hydratante, nourrissante, protectrice, prévient le dessèchement de la peau et facilite le bronzage.*
Nigelle	*Peaux grasses, sèches, sensibles et acnéiques * Cheveux gras, secs et cassants * Cuir chevelu abîmé ou irrité*	*Antioxydante, anti-inflammatoire, assainissante, apaisante, adoucissante et assouplissante, purifiante, régénérante, fortifiante, contre l'acné, stimule le système immunitaire, ralenti la chute des cheveux.*
Noisette	*Peaux matures, grasses, sensibles et à problèmes * Massages * Cheveux secs et frisés*	*Adoucissante, hydratante, nourrissante, réparatrice, protectrice, régénérante, cicatrisante, astringente, séborégulatrice, non comédogène, booste la production de collagène.*

Huiles	Utilisations	Bienfaits
Noix de cajou, ou anacarde	*Peaux matures, sèches et abîmées * Massages*	*Anti-âge, nourrissante, émolliente, favorise l'élasticité, après exposition au soleil.*
Noyau d'abricot	*Peaux fatiguées, teints ternes*	*Anti-âge, assouplissante, illuminatrice, antioxydante, émolliente, nourrissante, hydratante, régénérante, revitalisante, tonifiante. Idéale pour un massage, elle facilite également le bronzage.*
Olive	*Tous types de peaux, mais particulièrement peaux sèches et irritées * Cheveux secs, cassants et permanentés * Ongles*	*Adoucissante, calmante, nourrissante, cicatrisante, régulatrice, antivieillissement, émolliente, protège contre les agressions du froid.*
Pépins de raisin	*Peaux mixtes * Cheveux fins, secs, cassants, permanentés*	*Anti-âge, antiride, désincrustante, nourrissante, hydratante, pénétrante, régénératrice, séborégulatrice, émolliente, éclat et vigueur des cheveux.*
Ricin	*Peaux acnéiques, abîmées et à problèmes * Cheveux très abîmés, secs, cassants, dévitalisés * Ongles * massages*	*Anti-inflammatoire, antiride (stimule la production de collagène), désinfectante, hydratante, nourrissante, calmante, fortifiante, atténue les cicatrices et les vergetures, renforce le système immunitaire, laxative ; favorise la croissance des cheveux (qui seront plus denses et épais) et des ongles (épais) ; fonce naturellement les cheveux.*
Rose musquée	*Peaux matures, sèches, abîmées et irritées * Cheveux secs*	*Anti-âge et antiride par excellence, éclaircissante, cicatrisante, assouplissante, nourrissante, réparatrice, régénérante et circulatoire, assez comédogène.*
Sésame	*Peaux sèches*	*Adoucissante, assouplissante, apaisante, régénérante, lutte contre la déshydratation et le vieillissement de la peau.*

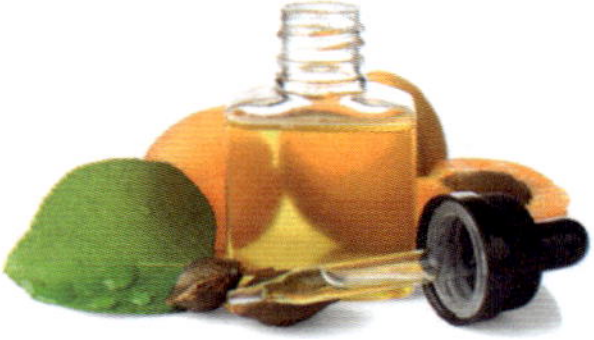

Les huiles essentielles (HE)

Bois de santal	*Régénère et revitalise les peaux sèches.*
Calendula	*Pour peaux déshydratées.*
Camomille romaine	*Pour peaux déshydratées et peaux sensibles.*
Clou de girofle	*Santé des gencives.*
Eucalyptus citronné	*Antibactérien et anti-inflammatoire pour peaux sèches, massages.*
Géranium bourbon	*Tonique, astringent, assainissant, raffermissant pour peaux acnéiques, grasses, sèches et matures, pour cheveux gras et pellicules.*
Géranium rosat	*Antibactérien, astringent, régénérant, cicatrisant, lutte contre les rides, décontractant, massages.*
Lavande	*Antiseptique, apaisante, astringente, purifiante, cicatrisante pour tous types de peaux, cheveux secs, fourchus.*
Menthe verte	*Fraîcheur pour la bouche.*
Menthe poivrée	*Apaisante, stimulante pour tous types de cheveux secs.*
Myrrhe	*Hydratation des peaux sèches, aide à prévenir la dégénérescence des tissus.*
Rose de Damas	*Cicatrisante, tonifiante, astringente, raffermissante, régénérante, élasticité de la peau, lutte contre les rides, peaux déshydratées, massage.*
Tea tree	*Antiseptique pour les dents, pour tous types de peaux et cheveux.*
Ylang-ylang	*Apaisante, cicatrisante et tonique ; aide à embellir la peau et les cheveux (brillance et vitalité), régule la production de sébum, peaux sensibles.*

◆ ***HE pour peaux sèches***

Carotte * Eucalyptus citronné * Géranium bourbon * Lavande fine * Myrrhe * Rose de Damas * Santal * Tea tree.

◆ ***HE pour peaux mixtes à grasses***

Citron * Géranium bourbon * Lavande * Tea tree.

◆ ***HE pour peaux déshydratées***

Camomille * Rose de Damas.

◆ ***HE pour peaux sensibles :***

Camomille romaine * Ylang-ylang.

◆ ***HE pour cheveux secs et abîmés***

Géranium bourbon * Lavande fine * Romarin * sauge * Ylang-ylang.

◆ ***HE pour cheveux gras***

Citron * Géranium bourbon * Géranium odorant * lavande * Pamplemousse * Romarin * Santal * Tea tree.

Mise en garde
pour l'utilisation des huiles essentielles

Les personnes prenant un traitement, souffrant de pathologies comme l'asthme, l'hypertension, l'épilepsie..., de pathologies chroniques, ou encore les enfants, les personnes âgées et les femmes enceintes doivent demander l'avis de leur médecin ou d'un professionnel de santé avant d'utiliser les huiles essentielles.

Les personnes allergiques doivent impérativement tester l'huile essentielle avant utilisation.

Il faudra bien respecter les posologies et contre-indications spécifiques à chaque huile essentielle et les conserver hors de la portée des enfants.

N'utilisez que des huiles essentielles pures et biologiques.

Et d'autres alliés !

◆ *L'ail*

Riche en vitamine E et en minéraux, l'ail stimule la circulation sanguine, et de ce fait, la croissance des ongles (il les durcit afin d'éviter qu'ils cassent) et des cheveux (freine leur chute).

Antimicrobien, antibactérien, antiseptique, antibiotique, antifongique et antiviral, l'ail est vraiment parfait pour traiter les problèmes de peaux tels que mycoses et verrues. Attention toutefois de ne pas provoquer des brûlures. L'ail est également conseillé pour la détox du foie, car il contient du sélénium et de l'allicine.

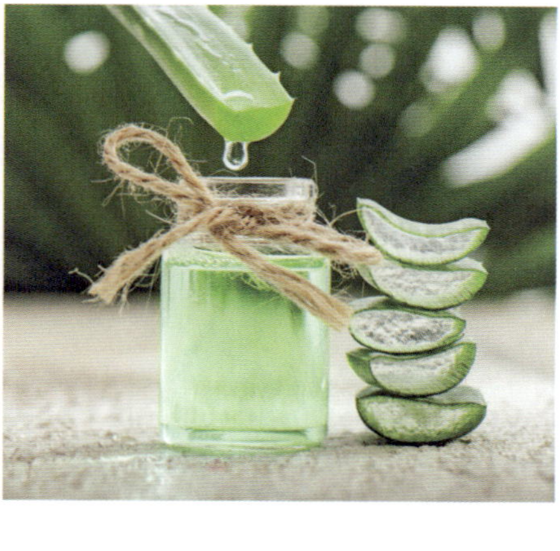

◆ *L'aloe vera*

L'aloe vera est une plante formidable, riche en vitamines A, B6 et B9, qui favorise la circulation sanguine du cuir chevelu et aide à faire pousser les cheveux. Elle hydrate, nourrit et répare les cheveux. Elle apaise, purifie, tonifie, hydrate, adoucit, réduit les cernes et les poches du contour des yeux... C'est une solution anti-âge à elle toute seule.

◆ *Les argiles verte et blanche*

Antiseptiques, calmantes, cicatrisantes, minéralisantes, purifiantes, elles aident à se débarrasser des toxines.

L'argile verte est la plus absorbante des argiles. Elle nettoie, purifie et cicatrise les peaux grasses, l'acné et toutes les imperfections grâce à son action séborégulatrice. Elle convient également pour les cheveux gras.

L'argile blanche a une forte teneur en silice et des minéraux essentiels pour la peau (notamment sèche, fragile et sensible), les cheveux et les dents. Elle est adoucissante, cicatrisante et purifiante.

◆ *Le bicarbonate de soude*

Il est parfait pour blanchir les dents, et en neutralisant les acides, il permet de combattre la plaque dentaire et de rafraîchir l'haleine. Parfait pour blanchir et renforcer les ongles, il permet également de

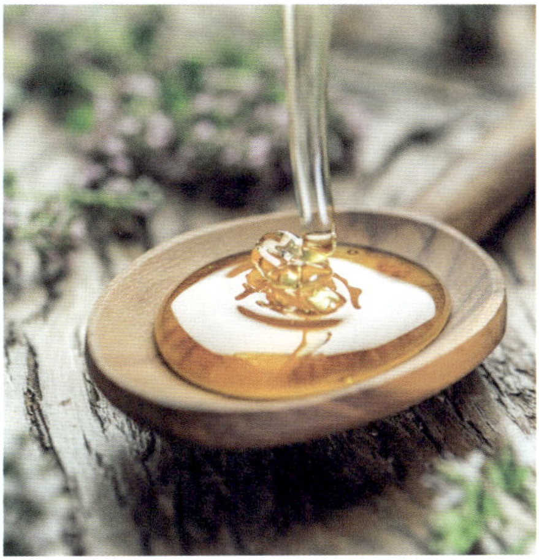

rééquilibrer le pH de la peau et a des vertus antiseptiques et anti-inflammatoires. Éclaircissant pour la peau, c'est un excellent exfoliant naturel. Veillez bien à acheter du bicarbonate de soude alimentaire.

◆ *Le citron*

C'est un fruit riche en acide citrique et en vitamine C, qui lui confère des vertus antiseptiques et antitaches. Idéal pour peaux grasses et les rides, il a également des propriétés éclaircissantes et astringentes.

Récolter l'ortie

Différentes façons d'utiliser l'ortie s'offrent à vous. Vous pouvez faire des infusions, des tisanes, la manger crue ou cuite, ou encore avaler des gélules : il y en a pour tous les goûts !
Si vous ramassez les feuilles, prenez-les sur un terrain non pollué, un matin de mai à juillet, en lune montante, en jours feuilles (Cancer, Scorpion et Poissons) ou un jour de pleine lune si possible.
Vous pouvez les faire sécher pour les utiliser également pendant l'hiver.

◆ *Le miel*

Adoucissant, assouplissant, nourrissant, hydratant, antibactérien, cicatrisant et purifiant pour la peau. Le miel de thym est très apprécié pour les peaux acnéiques.

◆ *L'ortie*

L'ortie est un super aliment que l'on peut utiliser sous différentes formes. Elle est riche en protéines (18 acides aminés essentiels sur les 20 qui composent les protéines), en vitamines (A, B1, B2, C, E, D, K) et en minéraux (fer, calcium, phosphore, bore, potassium, magnésium, zinc, sélénium).

Antioxydante et diurétique, elle boostera vos défenses immunitaires. Régénérante pour la peau, les cheveux (lutte contre leur chute) et les ongles, elle lutte également contre l'acné.

Faites une cure dépurative sous forme de tisane, en lune décroissante. Votre corps éliminera plus naturellement les toxines. Profitez de la lune croissante pour faire une cure tonifiante afin de lutter contre la fatigue. Attention, l'ortie est contre-indiquée pour les femmes enceintes, qui allaitent, et les enfants de moins de 12 ans.

◆ *Le raisin*

Le raisin est riche en magnésium, potassium, calcium, fer, zinc, en antioxydants, oligoéléments, vitamines A et B. Il est diurétique et permet de purifier et de détoxifier le foie et les intestins, tout en stimulant le système immunitaire. Une cure de raisin ou une monodiète pendant un à trois jours est bonne pour l'organisme.

◆ *Le savon noir*

C'est un produit complètement naturel qui nettoie la peau en profondeur. Exfoliant, hydratant, antibactérien, antiacnéique, purifiant et régénérant, il s'utilise pour la peau, en gommage doux pour le corps et également pour les cheveux.

Agenda 2024

Comment utiliser *l'agenda lunaire ?*

Pensé comme un support polyvalent, cet agenda se veut aussi bien pratique que base d'un journal lunaire. Sont indiqués, par semaine :

- Les différentes phases lunaires
- Les périodes de lune montante
- Les périodes de lune descendante
- Les temps de lune croissante
- Les temps de lune décroissante
- Les constellations zodiacales
- Les nœuds lunaires
- Les apogées et les périgées

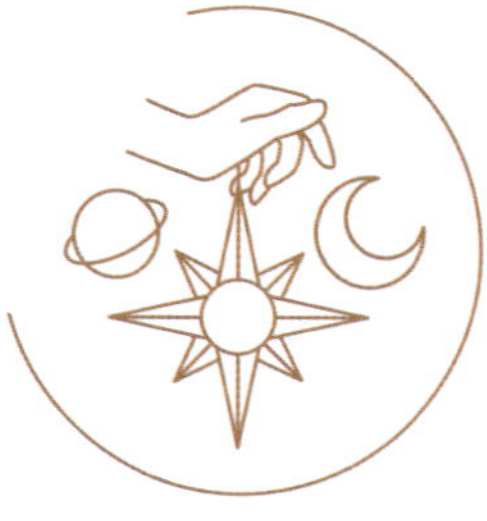

Au fil des semaines, chaque page de gauche décrypte les énergies lunaires en cours et les meilleures périodes pour prendre soin de vous, avec une notation en nombre d'étoiles pour repérer facilement les époques favorabes :

JOUR FAVORABLE/DÉFAVORABLE

- ★★★ Journée extrêmement favorable
- ★★ Journée très favorable
- ★ Journée favorable
- ✖ Journée défavorable

Chaque page de droite vous permet de noter vos rendez-vous, vos humeurs, vos cycles, et dispense rituels, recettes, préparations, méthodes et conseils concrets.

Légendes
des pictogrammes

PHASES LUNAIRES

 Nouvelle lune

 Premier quartier

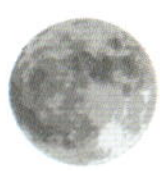 Pleine lune

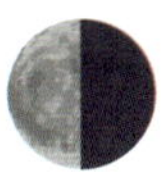 Dernier quartier

CYCLES LUNAIRES

Lune croissante

Lune décroissante

Lune montante

Lune descendante

NŒUDS LUNAIRES

☋ Nœud lunaire descendant

☊ Nœud lunaire ascendant

SIGNES DU ZODIAQUE

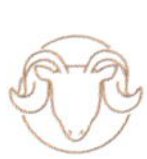 Bélier

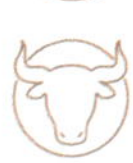 Taureau

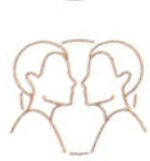 Gémeaux

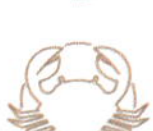 Cancer

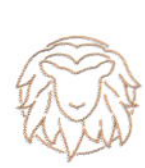 Lion

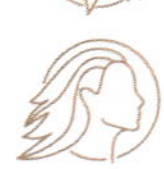 Vierge

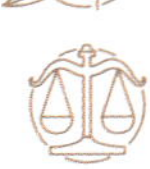 Balance

 Scorpion

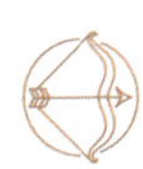 Sagittaire

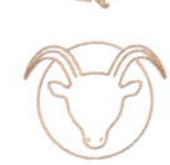 Capricorne

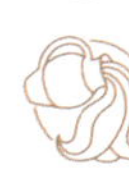 Verseau

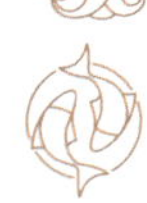 Poissons

Calendrier 2024

Janvier			Février			Mars			Avril			Mai			Juin		
1	L		1	J		1	V		1	L		1	M	🌗	1	S	
2	M		2	V		2	S		2	M	🌗	2	J		2	D	
3	M		3	S	🌗	3	D	🌗	3	M		3	V		3	L	
4	J	🌗	4	D		4	L		4	J		4	S		4	M	
5	V		5	L		5	M		5	V		5	D		5	M	
6	S		6	M		6	M		6	S		6	L		6	J	🌑
7	D		7	M		7	J		7	D		7	M		7	V	
8	L		8	J		8	V		8	L	🌑	8	M	🌑	8	S	
9	M		9	V	🌑	9	S		9	M		9	J		9	D	
10	M		10	S		10	D	🌑	10	M		10	V		10	L	
11	J	🌑	11	D		11	L		11	J		11	S		11	M	
12	V		12	L		12	M		12	V		12	D		12	M	
13	S		13	M		13	M		13	S		13	L		13	J	
14	D		14	M		14	J		14	D		14	M		14	V	🌓
15	L		15	J		15	V		15	L	🌓	15	M	🌓	15	S	
16	M		16	V	🌓	16	S		16	M		16	J		16	D	
17	M		17	S		17	D	🌓	17	M		17	V		17	L	
18	J	🌓	18	D		18	L		18	J		18	S		18	M	
19	V		19	L		19	M		19	V		19	D		19	M	
20	S		20	M		20	M		20	S		20	L		20	J	
21	D		21	M		21	J		21	D		21	M		21	V	
22	L		22	J		22	V		22	L		22	M		22	S	🌕
23	M		23	V		23	S		23	M		23	J	🌕	23	D	
24	M		24	S	🌕	24	D		24	M	🌕	24	V		24	L	
25	J	🌕	25	D		25	L	🌕	25	J		25	S		25	M	
26	V		26	L		26	M		26	V		26	D		26	M	
27	S		27	M		27	M		27	S		27	L		27	J	
28	D		28	M		28	J		28	D		28	M		28	V	🌗
29	L		29	J		29	V		29	L		29	M		29	S	
30	M					30	S		30	M		30	J	🌗	30	D	
31	M					31	D					31	V				

🌑 Nouvelle lune — 🌕 Pleine lune

🌓 Premier quartier — 🌗 Dernier quartier

Juillet			Août			Septembre			Octobre			Novembre			Décembre		
1	L		1	J		1	D		1	M		1	V	🌑	1	D	🌑
2	M		2	V		2	L		2	M	🌑	2	S		2	L	
3	M		3	S		3	M	🌑	3	J		3	D		3	M	
4	J		4	D	🌑	4	M		4	V		4	L		4	M	
5	V		5	L		5	J		5	S		5	M		5	J	
6	S	🌑	6	M		6	V		6	D		6	M		6	V	
7	D		7	M		7	S		7	L		7	J		7	S	
8	L		8	J		8	D		8	M		8	V		8	D	🌓
9	M		9	V		9	L		9	M		9	S	🌓	9	L	
10	M		10	S		10	M		10	J	🌓	10	D		10	M	
11	J		11	D		11	M	🌓	11	V		11	L		11	M	
12	V		12	L	🌓	12	J		12	S		12	M		12	J	
13	S		13	M		13	V		13	D		13	M		13	V	
14	D	🌓	14	M		14	S		14	L		14	J		14	S	
15	L		15	J		15	D		15	M		15	V	🌕	15	D	🌕
16	M		16	V		16	L		16	M		16	S		16	L	
17	M		17	S		17	M		17	J	🌕	17	D		17	M	
18	J		18	D		18	M	🌕	18	V		18	L		18	M	
19	V		19	L	🌕	19	J		19	S		19	M		19	J	
20	S		20	M		20	V		20	D		20	M		20	V	
21	D	🌕	21	M		21	S		21	L		21	J		21	S	
22	L		22	J		22	D		22	M		22	V		22	D	🌗
23	M		23	V		23	L		23	M		23	S	🌗	23	L	
24	M		24	S		24	M	🌗	24	J	🌗	24	D		24	M	
25	J		25	D		25	M		25	V		25	L		25	M	
26	V		26	L	🌗	26	J		26	S		26	M		26	J	
27	S		27	M		27	V		27	D		27	M		27	V	
28	D	🌗	28	M		28	S		28	L		28	J		28	S	
29	L		29	J		29	D		29	M		29	V		29	D	
30	M		30	V		30	L		30	M		30	S		30	L	🌑
31	M		31	S					31	J					31	M	

JANVIER

Semaine **1**

lundi **1er**

mardi **2**

mercredi **3**

jeudi **4**

vendredi **5**

samedi **6**

dimanche **7**

Apogée 16 h 28

lune décroissante

04 h 30

19 h 52

lune descendante

Apogée **Lundi après 10 h 28, laissez vos cheveux, ongles et poils tranquilles !**

★★★ Couper vos cheveux afin qu'ils repoussent plus lentement, plus épais, plus forts et qu'ils fourchent moins.
★★★ Soins des cheveux secs et mixtes. Permanente.
★★★ Soins des ongles pour les épaissir (repousse lente).
★★★ Massage relaxant ou drainage lymphatique.
★★★ Épilation pour une repousse lente.
★★ Soins des peaux grasses (nettoyer, assainir, gommer…).

11 h 55

★★★ Couper vos cheveux afin qu'ils repoussent plus lentement, plus épais, plus forts et qu'ils fourchent moins.
★★★ Appliquer un masque aux cheveux secs et mixtes.
★★★ Massage relaxant ou drainage lymphatique.
★★★ Soins dentaires.
★★★ Soins des ongles (repousse lente et plus épaisse).
★★★ Épilation (repousse lente).
★★ Soins des peaux grasses (nettoyer, assainir, gommer…).

Nœud lunaire **Jeudi après 13 h 52, laissez vos cheveux, ongles et poils tranquilles !**

Laissez aller, lâchez prise…
La lune est idéale pour la réflexion et l'introspection.

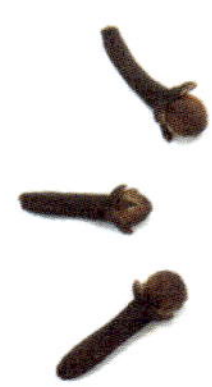

Pour se rebooster

Bain à la girofle

Si vous sortez d'une maladie qui a mis vos batteries à plat (infection respiratoire, gastroentérite…), diluez dans une base pour bain : 10 gouttes d'HE de clou de girofle, 2 gouttes d'HE de cannelle et 5 gouttes d'HE de sapin baumier ou de pin sylvestre. Restez un quart d'heure dans le bain en respirant bien les vapeurs qui s'en dégagent.

06 h 25

★★★ Soins dentaires.
★★ Couper vos cheveux afin qu'ils repoussent plus lentement, plus épais, plus forts et qu'ils fourchent moins.
★★ Appliquer un soin aux cheveux secs et mixtes.
★★ Épilation pour une repousse lente.
★★ Soins des peaux grasses (nettoyer, assainir, gommer…).
★★ Massage relaxant ou drainage lymphatique.

*“ Si tu oublies de prendre soin de toi,
ton corps trouvera un moyen de te le rappeler.*

JANVIER

Semaine **1**

lundi
1er
JOUR DE L'AN

mardi
2
St Basile

mercredi
3
Ste Geneviève

jeudi
4
St Odilon

vendredi
5
St Édouard

samedi
6
St Balthazar

dimanche
7
Épiphanie

Dédicace de l'auteure

Meilleurs vœux !

Je tenais à vous remercier de m'avoir à nouveau fait confiance pour cette année 2024 que nous allons passer ensemble jour après jour.
Mon souhait le plus cher est que cet agenda vous permette d'apprivoiser les pouvoirs magiques de la lune pour en bénéficier pleinement.
Je suis certaine que vous apprendrez, progresserez et prendrez confiance en vous.
Je vous transmets tous mes vœux pour l'année 2024 et j'espère que vous prendrez soin de vous au quotidien, en phase avec la lune.

Lumineusement vôtre.

Diane
calendrier-lunaire.info

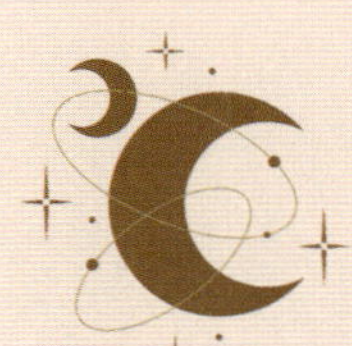

JANVIER

Semaine **2**

lune décroissante

lune descendante

lundi 8

mardi 9

× Oubliez vos cheveux, ongles et poils.
★★★ Soins dentaires.
★★ Soins des peaux grasses (nettoyer, assainir, gommer...).

L'astuce litho

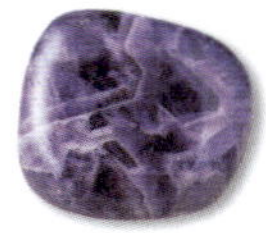

L'améthyste pour être zen
L'améthyste apaise le stress et l'angoisse. Portez-la en pendentif au niveau du plexus solaire. Glissez-en une sous l'oreiller pour un sommeil réparateur.

◄ 08 h 04

mercredi 10

21 h 04

★★★ Faire un soin des ongles pour les renforcer (repousse lente et plus solide).
★★ Jeûne, diète : la nouvelle lune qui arrive vous donnera un coup de pouce (penser à boire beaucoup).
★ Massage relaxant ou drainage lymphatique.

lune montante

jeudi 11

12 h 57

La nouvelle lune marque le point de départ pour élaborer ses rêves (voir Instant magique ci-contre).

Jeudi, après 12 h 57 :
★★★ Appliquer un soin aux cheveux gras.
★★★ Massage énergétique et tonifiant.
★★ Soins des peaux sèches et mixtes.

vendredi 12

02 h 22

★★★ Appliquer un soin (masque, après-shampoing...) aux cheveux gras.
★★★ Massage énergétique et tonifiant.
★★★ Soins des ongles pour les renforcer (pousse rapide).

samedi 13

Périgée 11 h 35

Périgée **Samedi avant 17 h 35, laissez vos cheveux, ongles et poils tranquilles !**

dimanche 14

22 h 37

★★ Couper vos cheveux (repousse rapide).
★★ Coloration des cheveux (les couleurs tiennent mieux).
★★ Appliquer un soin (masque, après-shampoing...) aux cheveux gras.
★★ Soins des peaux sèches et mixtes.
★★ Massage énergétique et tonifiant.

lune croissante

❝ *La positivité est une force qui peut transformer votre vie.*

lundi
8
St Lucien

mardi
9
Ste Alix

mercredi
10
St Guillaume

jeudi
11
Ste Pauline

vendredi
12
Ste Tatiana

samedi
13
Ste Yvette

dimanche
14
Ste Nina

Instant magique

Nouvelle habitude positive

La nouvelle lune est le moment propice pour prendre une nouvelle habitude positive, et divers rituels peuvent vous aider à manifester ce que vous avez envie de mettre en marche.

- *Profitez d'un moment calme et serein, dans un endroit apaisant, pour faire une séance de yoga.*
- *Après la gymnastique du corps, passez à la gymnastique de l'esprit, en enchaînant avec une séance de méditation pour vous relaxer et vous recentrer.*
- *Terminez ce moment privilégié en notant vos ressentis, ce dont vous avez envie au plus profond de vous. Quelle nouvelle habitude brûlez-vous de mettre en place ?*

Maintenant qu'elle est définie, commencez immédiatement, pour qu'elle dure dans le temps...

À vous de façonner votre monde comme vous l'entendez !

JANVIER

Semaine **3**

lune croissante

lune montante

lundi 15

★★ Couper vos cheveux (repousse rapide).
★★ Coloration des cheveux (les couleurs tiennent mieux).
★★ Appliquer un soin aux cheveux gras.
★★ Soins des peaux sèches et mixtes (nourrir, hydrater…).
★★ Massage énergétique et tonifiant.

mardi 16

00 h 05

✖ Oubliez vos cheveux, ongles et poils.
★★ Soins des peaux sèches et mixtes (nourrir, hydrater).
★★ Massage énergétique et tonifiant.

Nœud lunaire **Mercredi après 09 h 04, laissez vos cheveux, ongles et poils tranquilles !**

mercredi 17

15 h 04

Notes

jeudi 18

04 h 53

08 h 04

C'est le temps de la réalisation !

★★★ Couper vos cheveux (repousse rapide avec plus de vigueur et de santé).
★★★ Coloration des cheveux (les couleurs tiennent mieux).
★★★ Appliquer un soin (masque, après-shampoing…) aux cheveux gras (voir Recette beautiful ci-contre).
★★★ Massage énergétique et tonifiant.

vendredi 19

samedi 20

07 h 14

★★★ Appliquer un soin (masque, après-shampoing…) aux cheveux gras.
★★★ Massage énergétique et tonifiant.
★★ Couper vos cheveux pour une repousse plus rapide.
★★ Coloration des cheveux (les couleurs tiennent mieux).
★★ Soins des peaux sèches et mixtes (nourrir, hydrater…).

dimanche 21

“ *On ne rencontre pas les gens par hasard… ils sont destinés à traverser notre chemin pour une bonne raison.*

lundi
15
St Rémi

mardi
16
St Marcel

mercredi
17
Ste Roseline

jeudi
18
Ste Prisca

vendredi
19
St Marius

samedi
20
St Sébastien

dimanche
21
Ste Agnès

Recette beautiful

Masque
argile verte & citron
Pour cheveux gras

- *Dans un bol, mélangez 2 cuillères à soupe d'argile verte, 1 cuillère à soupe de jus de citron et 1 cuillère à soupe d'eau, jusqu'à obtenir une pâte lisse et homogène.*
- *Appliquez le masque sur vos cheveux en partant des racines jusqu'aux pointes.*
- *Laissez agir pendant environ 20 à 30 minutes.*
- *Rincez abondamment à l'eau tiède, puis lavez vos cheveux avec votre shampoing habituel.*

L'argile verte a des propriétés absorbantes qui éliminent l'excès de sébum sur le cuir chevelu, tandis que le citron ôte les impuretés et réduit la production de sébum. Utilisez ce masque une fois par semaine pour garder vos cheveux frais et légers. Variez régulièrement vos shampoings.

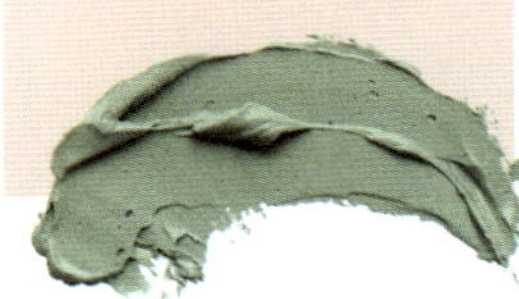

JANVIER

Semaine **4**

lundi **22**

mardi **23**

mercredi **24**

jeudi **25**

vendredi **26**

samedi **27**

dimanche **28**

lune croissante — 18 h 54 — lune décroissante

lune montante — 04 h 40 ▸ — lune descendante

★★★ Appliquer un soin aux cheveux gras.
★★★ Massage énergétique et tonifiant.
★★ Couper vos cheveux pour une repousse plus rapide.
★★ Coloration des cheveux (les couleurs tiennent mieux).
★★ Soins des peaux sèches et mixtes.

Mardi :
★★ Soins des cheveux gras. Massage énergétique.
★ Couper vos cheveux pour une repousse plus rapide.
★ Coloration des cheveux (les couleurs tiennent mieux).
★ Soins des peaux sèches et mixtes.

16 h 17

★ Coloration des cheveux (les couleurs tiennent mieux).
★ Appliquer un soin (masque, après-shampoing...) aux cheveux gras.
★ Nourrir, raffermir, hydrater les peaux sèches et mixtes.
★ Profiter d'un massage énergétique et tonifiant.

03 h 29

✖ Oubliez vos cheveux, ongles et poils.
★ Massage énergétique et tonifiant.

À la pleine lune, lâchez prise et réalisez vos projets !

Jeudi, après 18 h 54 :
★★★ Soins dentaires (sauf extraction de dent).
★★ Soins des peaux grasses (sudation, gommage...).
★★ Massage relaxant ou drainage lymphatique.

18 h 09

★★★ Couper vos cheveux afin qu'ils repoussent plus lentement, plus épais, plus forts et qu'ils fourchent moins.
★★★ Faire une permanente.
★★★ Soins (masque...) des cheveux secs et mixtes.
★★★ Faire un soin des ongles pour les épaissir (repousse lente).
★★★ Massage relaxant ou drainage lymphatique.
★★★ Épilation pour une repousse lente.
★★ Soins des peaux grasses (nettoyer, assainir, gommer...).

❝ *Fais attention à ce que tu tolères.*
Tu enseignes aux gens comment te traiter.

lundi
22
St Vincent

mardi
23
St Barnard

mercredi
24
St François de Sales

jeudi
25
Conv. de St Paul

vendredi
26
Ste Paule

samedi
27
Ste Angèle

dimanche
28
S[t] Th. d'Aquin

Astuce magique

Conseils
pour la pleine lune

- Lavez-vous les mains avec de l'eau et du sel afin d'éliminer les énergies négatives que vous absorbez chaque jour.
- Nettoyez votre maison avec du vinaigre et du sel afin de vous débarrasser des mauvaises énergies.
- Évitez les aliments lourds (riches en graisses et en sucres) le soir.
- Utilisez des herbes apaisantes comme la camomille ou la lavande pour réduire l'anxiété et favoriser la détente avant de vous coucher.
- Méditez avant de dormir pour calmer l'esprit et réduire le stress.
- Mettez une gousse d'ail sous votre oreiller afin qu'elle vous protège et vous offre de beaux rêves.
- Portez des vêtements blancs peut aider à apaiser l'esprit et favoriser un sommeil réparateur.

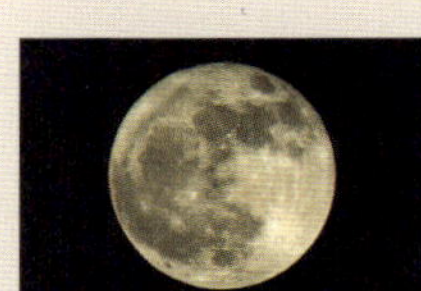

JANVIER

Semaine **5**

lundi **29** — Apogée 09 h 14

Apogée **Lundi avant 15 h 14, laissez vos cheveux, ongles et poils tranquilles !**

★★★ Couper vos cheveux et vos ongles, épilation (repousse lente). Massage relaxant. Permanente.

mardi **30**

19 h 23

★★★ Couper vos cheveux afin qu'ils repoussent plus lentement, plus épais, plus forts et qu'ils fourchent moins.
★★★ Appliquer un masque aux cheveux secs et mixtes.
★★★ Faire une permanente.
★★★ Massage relaxant ou drainage lymphatique.
★★★ Soins dentaires.
★★★ Soins des ongles (repousse lente et plus épaisse).
★★★ Épilation pour une repousse lente (voir Recette beautiful ci-contre).
★★ Soins des peaux grasses (nettoyer, assainir, gommer...).

lune décroissante

mercredi **31** — ☋ 21 h 17

Nœud lunaire **Mercredi après 15 h 17, laissez vos cheveux, ongles et poils tranquilles !**

lune descendante

jeudi **1er**

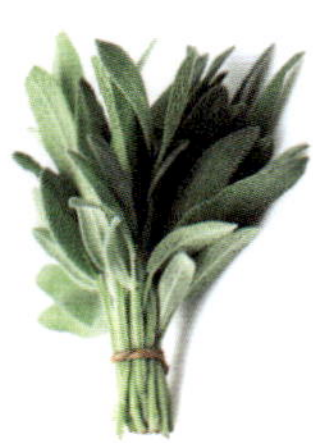

En cas de stress

Tisane antistress

Buvez 2 à 3 tasses par jour d'infusion de sauge sucrée au miel. Préparez-la à raison d'1 cuillère à café de feuilles de sauge séchées par tasse d'eau bouillante, que vous laisserez infuser 10 minutes. Sucrez avec du miel de trèfle ou de lavande.

vendredi **2**

14 h 56

★★★ Soins dentaires.
★★ Couper vos cheveux afin qu'ils repoussent plus lentement, plus épais, plus forts et qu'ils fourchent moins.
★★ Appliquer un soin aux cheveux secs et mixtes.
★★ Épilation pour une repousse lente.
★★ Soins des peaux grasses (nettoyer, assainir, gommer...).
★★ Massage relaxant ou drainage lymphatique.

samedi **3** — 00 h 18

Faites le bilan, délestez-vous de tout ce qui peut vous ralentir et réjouissez-vous du chemin parcouru.

dimanche **4**

07 h 46

✖ Oubliez vos cheveux, ongles et poils.
★★★ Soins dentaires.
★★ Soins des peaux grasses.
★★ Massage relaxant ou drainage lymphatique.

“ *Partagez votre savoir.*
C'est une façon d'accéder à l'immortalité.
Dalaï-Lama

lundi
29
St Gildas

mardi
30
Ste Martine

mercredi
31
Ste Marcelle

jeudi
1er
Ste Ella

vendredi
2
Présentation

samedi
3
St Blaise

dimanche
4
Ste Véronique

Recette beautiful

Soin apaisant
post-épilation à l'aloe vera

Cette recette est facile à réaliser et apaisera la peau après l'épilation. Par précaution, faites un test cutané avant d'utiliser ce soin pour vérifier que vous ne faites pas de réaction allergique.

- *Dans un bol, mélangez une demi-tasse d'huile d'amande douce ou d'huile de noix de coco, un quart de tasse de gel d'aloe vera et 10 gouttes d'huile essentielle de lavande.*
- *Appliquez sur la zone épilée et massez doucement pour bien faire pénétrer la crème.*
- *Répétez plusieurs fois par jour, selon les besoins.*

L'huile d'amande douce et l'huile de noix de coco sont toutes les deux riches en acides gras nourrissants pour la peau. L'aloe vera et l'huile essentielle de lavande ont des propriétés apaisantes et anti-inflammatoires.

FÉVRIER

Semaine **6**

lune décroissante

lune descendante

lundi 5

❌ Oubliez vos cheveux, ongles et poils.
★★★ Soins dentaires.
★★ Soins des peaux grasses (nettoyer, assainir, gommer…).
★★ Massage relaxant ou drainage lymphatique.

mardi 6

07 h 34

18 h 03 ▸

★★★ Permanente.
★★★ Soins des ongles pour les renforcer.
★★★ Soins des peaux grasses (voir Recette beautiful ci-contre).
★★ Couper vos cheveux (repousse lente).
★★ Soins des cheveux secs et mixtes.
★★ Épilation (repousse lente).
★★ Massage relaxant.

mercredi 7

Mardi, après 18 h 03 :
★ Couper vos cheveux afin qu'ils repoussent plus lentement, plus épais, plus forts et qu'ils fourchent moins.
★ Appliquer un soin aux cheveux secs et mixtes.
★ Massage relaxant ou drainage lymphatique.

jeudi 8

lune montante

vendredi 9

13 h 20

★★★ Jeûne, diète : la nouvelle lune qui arrive vous donnera un coup de pouce (penser à boire beaucoup).
★★★ Soins dentaires.
★★★ Soins des ongles pour les épaissir (repousse lente).
★★ Éliminer vos cors aux pieds.
★ Massage relaxant ou drainage lymphatique.

La nouvelle lune est la période idéale pour jeûner et se débarrasser de mauvaises habitudes alimentaires.

23 h 59

samedi 10

Périgée 19 h 53

09 h 02

★★ Jeûne, diète (penser à boire beaucoup).
★★ Soins des peaux sèches et mixtes (raffermir, hydrater…).
★★ Massage énergétique et tonifiant.

Périgée **Samedi après 13 h 53, laissez vos cheveux, ongles et poils tranquilles !**

dimanche 11

lune croissante

“ *La santé est la plus grande richesse de l'homme.*

Hippocrate

FÉVRIER

Semaine **6**

lundi 5
Ste Agathe

mardi 6
St Gaston

mercredi 7
Ste Eugénie

jeudi 8
Ste Jacqueline

vendredi 9
Ste Apolline

samedi 10
St Arnaud

dimanche 11
N.-D. de Lourdes

Recette beautiful

Lotion
bonne mine
Pour peaux grasses

- Dans un bol, mélangez une demi-tasse de jus d'orange frais, un quart de tasse de vinaigre de cidre de pomme, un quart de tasse d'eau de rose et 1 cuillère à soupe de miel.
- Ajoutez 5 gouttes d'huile essentielle de citron, mélangez, puis transférez dans un flacon pulvérisateur.
- Agitez avant chaque utilisation. Pulvérisez matin et soir sur le visage après l'avoir nettoyé.

Le jus d'orange est riche en vitamine C, qui stimule la production de collagène pour une peau plus ferme et lumineuse.
Le vinaigre de cidre permet d'équilibrer le pH de la peau et de prévenir les boutons.
L'eau de rose est un tonique doux qui resserre les pores et apaise les irritations.
Le miel est un humectant naturel qui hydrate la peau, tandis que l'huile essentielle de citron l'éclaircit et la rafraîchit.

FÉVRIER
Semaine **7**

lundi 12

mardi 13

mercredi 14

jeudi 15

vendredi 16

samedi 17

dimanche 18

lune croissante

18 h 02

16 h 01

lune montante

08 h 19

✖ Oubliez vos cheveux, ongles et poils.
★★ Soins des peaux sèches et mixtes (raffermir, hydrater…).
★★ Massage énergétique et tonifiant.

Nœud lunaire **Mardi après 12 h 02, laissez vos cheveux, ongles et poils tranquilles !**

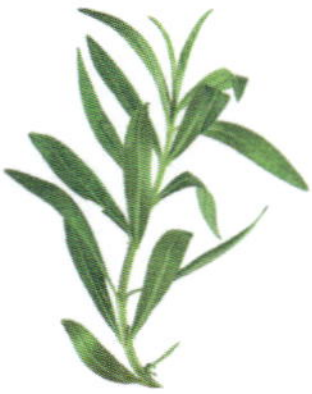

En cas de hoquet

L'estragon frais ou en huile essentielle
Pour calmer le hoquet, mâchez un morceau d'estragon frais, ou laissez fondre en bouche un sucre ou un comprimé neutre sur lequel vous aurez mis 1 à 2 gouttes d'HE d'estragon.

15 h 06

★★★ Couper vos cheveux (repousse rapide avec plus de vigueur et de santé).
★★★ Coloration des cheveux (les couleurs tiennent mieux, voir Recette beautiful ci-contre).
★★★ Appliquer un soin (masque, après-shampoing…) aux cheveux gras.
★★★ Massage énergétique et tonifiant.

13 h 08

Trouvez les solutions aux défis posés avec un esprit résolu.

★★★ Appliquer un soin (masque, après-shampoing…) aux cheveux gras.
★★★ Massage énergétique et tonifiant.
★★ Couper vos cheveux pour une repousse plus rapide.
★★ Coloration des cheveux (les couleurs tiennent mieux).
★★ Soins des peaux sèches et mixtes (raffermir, hydrater…).

Notes

> « C'est quand chacun de nous attend que l'autre commence qu'il ne se passe rien.
>
> Abbé Pierre

lundi
12
St Félix

mardi
13
Ste Béatrice

mercredi
14
St Valentin

jeudi
15
St Claude

vendredi
16
Ste Julienne

samedi
17
St Alexis

dimanche
18
Ste Bernadette

Recette beautiful

Soin flash éclaircissant

Pour des cheveux sublimissimes !

- *Faites infuser 1 cuillère à soupe de camomille séchée dans 1 tasse d'eau bouillante.*
- *Ajoutez 4 cuillères à soupe de miel, le jus d'1 citron et 1 cuillère à café d'huile d'olive.*
- *Mélangez bien tous les ingrédients, puis laissez refroidir afin de ne pas brûler le cuir chevelu.*
- *Appliquez sur vos cheveux et couvrez-les d'un film alimentaire ou d'un bonnet de douche.*
- *Gardez poser 1 heure minimum, et toute la nuit si possible.*
- *Rincez à l'eau tiède.*

La camomille éclaircit, de même que le miel, qui est aussi hydratant. Le citron redonne de la brillance et l'huile d'olive renforce les cheveux.

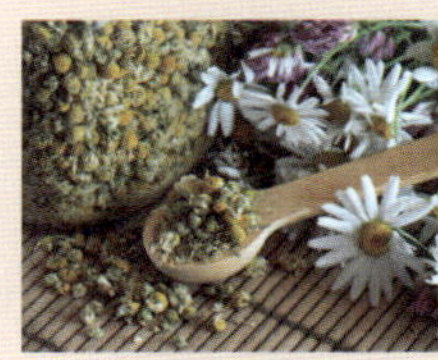

FÉVRIER
Semaine **8**

lune croissante

09 h 40 ▸

lune descendante

lundi 19

★★ Appliquer un soin aux cheveux gras.
★★ Faire un massage énergétique et tonifiant.
★ Couper vos cheveux pour une repousse plus rapide.
★ Coloration des cheveux (les couleurs tiennent mieux).
★ Soins des peaux sèches et mixtes (raffermir, hydrater).

mardi 20

21 h 57

★ Coloration des cheveux (les couleurs tiennent mieux).
★ Appliquer un soin (masque, après-shampoing...) aux cheveux gras.
★ Nourrir, raffermir, hydrater les peaux sèches et mixtes.
★ Massage énergétique et tonifiant.

mercredi 21

09 h 28

✖ Oubliez vos cheveux, ongles et poils.
★ Massage énergétique et tonifiant.

jeudi 22

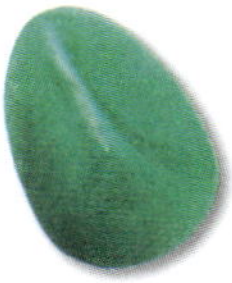

L'astuce litho

L'aventurine pour lutter contre l'acné
Le matin, nettoyez quotidiennement votre peau avec une eau d'aventurine.

vendredi 23

00 h 28

★★ Couper vos cheveux afin que la repousse soit plus rapide (plus de vigueur et de santé). *(★★★ samedi)*
★★ Coloration des cheveux (les couleurs tiennent mieux).
★★ Soins (masque...) des cheveux gras.
★ Massage énergétique et tonifiant.
★ Soins des peaux sèches et mixtes (raffermir, hydrater).

Les énergies créatrices se libèrent pour concrétiser vos rêves !

samedi 24

13 h 30

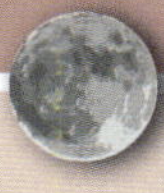

Samedi, après 13 h 30 :
★★★ Faire une permanente.
★★★ Soins des cheveux secs et mixtes (voir Recette beautiful ci-contre).
★★★ Massage relaxant ou drainage lymphatique.
★★ Soins des peaux grasses (nettoyer, gommer...).

dimanche 25

Apogée
15 h 59

Apogée **Dimanche après 09 h 59, laissez vos cheveux, ongles et poils tranquilles !**

« Le moment présent a un avantage sur tous les autres : il nous appartient.

Charles Caleb Colton

FÉVRIER

Semaine **8**

lundi
19
St Gabin

mardi
20
Ste Aimée

mercredi
21
St Damien

jeudi
22
Ste Isabelle

vendredi
23
St Lazare

samedi
24
St Modeste

dimanche
25
St Roméo

Conseils beautiful

Hydrater ses cheveux

Voici quelques conseils simples à suivre pour rétablir l'hydratation de vos cheveux et réduire leur aspect sec.

- *Utilisez un après-shampoing hydratant, qui les nourrira en profondeur.*
- *Évitez d'utiliser de l'eau chaude qui dessèche vos cheveux (préférez l'eau tiède ou froide).*
- *Limitez l'utilisation des outils chauffants (fers à lisser, sèche-cheveux).*
- *Avant le shampoing, massez doucement votre cuir chevelu pour stimuler la circulation sanguine et favoriser l'hydratation naturelle des cheveux.*
- *Évitez les shampoings agressifs contenant des sulfates, qui peuvent éliminer l'huile naturelle de vos cheveux.*

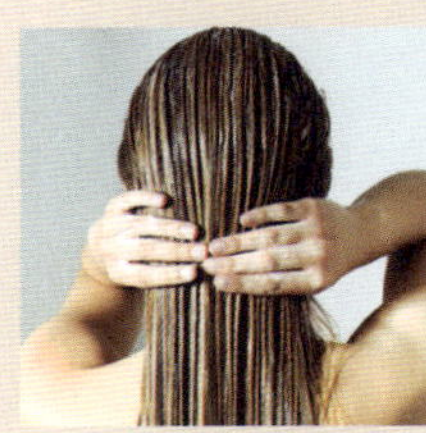

FÉVRIER

Semaine **9**

lundi **26**

mardi **27**

mercredi **28**

jeudi **29**

vendredi **1er**

samedi **2**

dimanche **3**

lune décroissante

23 h 54

16 h 23

lune descendante

01 h 56

★★★ Couper vos cheveux afin qu'ils repoussent plus lentement, plus épais, plus forts et qu'ils fourchent moins.
★★★ Appliquer un masque aux cheveux secs et mixtes.
★★★ Permanente (voir Recette beautiful ci-contre).
★★★ Épilation (repousse lente).
★★★ Soins des ongles (repousse lente et plus épaisse).
★★★ Massage relaxant ou drainage lymphatique.
★★★ Soins dentaires.
★★ Soins des peaux grasses (nettoyer, assainir, gommer…).

Nœud lunaire **Mardi après 17 h 54, laissez vos cheveux, ongles et poils tranquilles !**

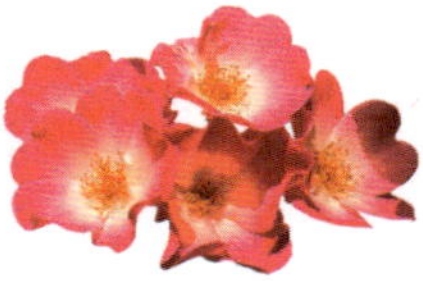

Pour retarder les rides

Huile anti-âge

Massez quotidiennement votre visage et votre cou avec un mélange de : 50 ml d'huile de rose musquée, 50 gouttes d'HE de géranium rosat et 5 gouttes d'HE de cèdre.

21 h 47

★★ Couper vos cheveux afin qu'ils repoussent plus lentement, plus épais, plus forts et qu'ils fourchent moins.
★★ Soins des cheveux secs et mixtes.
★★ Épilation pour une repousse lente.
★★ Soins des peaux grasses (nettoyer, gommer…).
★★ Massage relaxant ou drainage lymphatique.
★★ Soins dentaires.

15 h 21

✖ Oubliez vos cheveux, ongles et poils.
★★★ Soins dentaires.
★★ Soins des peaux grasses (nettoyer, assainir, gommer…).
★★ Massage relaxant ou drainage lymphatique.

Recherchez les réponses en vous.

MARS
Semaine **9**

“ *Tout, absolument tout sur cette Terre fait sens,
et même les plus petites choses méritent votre considération.*
Paulo Coelho

lundi
26
St Nestor

mardi
27
Ste Honorine

mercredi
28
St Romain

jeudi
29
St Auguste

vendredi
1er
St Aubin

samedi
2
St Charles le Bon

dimanche
3
St Guénolé

Recette beautiful

Revitaliser
des cheveux permanentés

- Mélangez 1 tasse de flocons d'avoine et une demi-tasse de lait de coco dans un bol.
- Laissez reposer 10 minutes, puis ajoutez un quart de tasse de jus de betterave fraîchement pressé, 1 cuillère à soupe de miel et 1 cuillère à soupe d'huile de ricin. Mélangez pour obtenir un mélange homogène.
- Appliquez sur les zones les plus endommagées et laissez 30 minutes.
- Rincez à l'eau tiède, puis faites votre shampoing habituel.

Riches en nutriments, ces ingrédients vont nourrir et revitaliser les cheveux permanentés. Les flocons d'avoine contiennent des protéines et des acides aminés (renfort des cheveux). Le lait de coco et l'huile de ricin hydratent et nourrissent. Le jus de betterave stimule la circulation sanguine et renforce les racines. Le miel maintient l'hydratation.

MARS

Semaine **10**

lundi **4**

mardi **5**

mercredi **6**

jeudi **7**

vendredi **8**

samedi **9**

dimanche **10**

lune décroissante

lune descendante

02 h 58 ▶

lune montante

Périgée 08 h 04

10 h 00

✖ Oubliez vos cheveux, ongles et poils.
★★★ Soins dentaires.
★★ Soins des peaux grasses (nettoyer, gommer…).
★★ Massage relaxant ou drainage lymphatique.

16 h 30

★★★ Soins des peaux grasses. *(lundi)*
★★ Épilation (repousse lente). *(lundi)*
★★ Faire une permanente (abîmera moins les cheveux).
★★ Faire un soin des ongles pour les renforcer (repousse lente et plus solide).
★ Couper vos cheveux afin qu'ils repoussent plus lentement, plus épais, plus forts et qu'ils fourchent moins.
★ Soins des cheveux secs et mixtes.
★ Massage relaxant ou drainage lymphatique.

23 h 54

★★★ Soins des ongles pour les épaissir (repousse lente).
★★ Couper vos cheveux afin qu'ils repoussent plus lentement, plus épais, plus forts et qu'ils fourchent moins.
★★ Soins des cheveux secs et mixtes.
★★ Faire une permanente.
★★ Soins dentaires.
★★ Jeûne, diète : la nouvelle lune qui arrive vous donnera un coup de pouce (penser à boire beaucoup).
★★ Éliminer vos cors aux pieds (voir Recette beautiful ci-contre).
★ Massage relaxant ou drainage lymphatique.

20 h 20

★★★ Jeûne, diète : la nouvelle lune qui arrive vous donnera un coup de pouce (penser à boire beaucoup).
★ Éliminer vos cors aux pieds. *(samedi)*
★ Massage relaxant ou drainage lymphatique.

Pas d'excès alimentaire durant toute la lune croissante…

Périgée **Dimanche avant 14 h 04, laissez vos cheveux, ongles et poils tranquilles !**

★★ Soins des peaux sèches et mixtes.
★★ Massage énergétique et tonifiant.

19 h 09

Après 19 h 09 :
✖ Oubliez vos cheveux, ongles et poils.

“ *Même la nuit la plus sombre prendra fin et le soleil se lèvera.*
Victor Hugo

lundi
4
St Casimir

mardi
5
Ste Olivia

mercredi
6
Ste Colette

jeudi
7
Ste Félicité

vendredi
8
St Jean de Dieu

samedi
9
Ste Françoise

dimanche
10
St Vivien

Recette beautiful

Bain
pour des pieds tout neufs !

Prenez soin de vos pieds une fois par semaine pour faire disparaître les callosités.

- Mélangez 2 cuillères à soupe de bicarbonate de soude et 1 cuillère à soupe de sel d'Epsom.
- Ajoutez 2 cuillères à soupe d'huile d'olive et un quart de tasse de vinaigre de cidre de pomme, puis mélangez.
- Versez 2 tasses d'eau tiède et mélangez à nouveau.
- Trempez vos pieds dans la préparation pendant 15 à 20 minutes.
- Frottez doucement les cors et les callosités à l'aide d'une pierre ponce.
- Rincez à l'eau tiède et séchez vos pieds soigneusement, avant d'appliquer une crème hydratante pour pieds.

Pour éviter la formation de callosités, assurez-vous de porter des chaussures confortables et bien ajustées.

MARS
Semaine **11**

lundi 11 — lune croissante — lune montante

✖ Oubliez vos cheveux, ongles et poils.
★★ Soins des peaux sèches et mixtes (nourrir, raffermir, hydrater : voir Recette beautiful ci-contre).
★★ Massage énergétique et tonifiant.

mardi 12 — 02 h 17

Nœud lunaire **Entre lundi 20 h 17 et mardi 08 h 17, laissez vos cheveux, ongles et poils tranquilles !**

mercredi 13 — 00 h 39

★★★ Couper vos cheveux afin qu'ils repoussent plus lentement, plus épais, plus forts et qu'ils fourchent moins.
★★★ Coloration des cheveux (les couleurs tiennent mieux).
★★★ Appliquer un soin (masque, après-shampoing…) aux cheveux gras.
★★★ Massage énergétique et tonifiant.

jeudi 14 — 21 h 03

★★★ Appliquer un soin (masque, après-shampoing…) aux cheveux gras.
★★★ Massage énergétique et tonifiant.
★★ Couper vos cheveux pour une repousse plus rapide.
★★ Coloration des cheveux (les couleurs tiennent mieux).
★★ Soins des peaux sèches et mixtes (raffermir, hydrater…).

vendredi 15

Certaines épreuves s'imposeront peut-être à vous, mais ayez toujours confiance et restez positif.ve.

samedi 16

dimanche 17 — 05 h 11 — ◀ 15 h 38 — l. d.

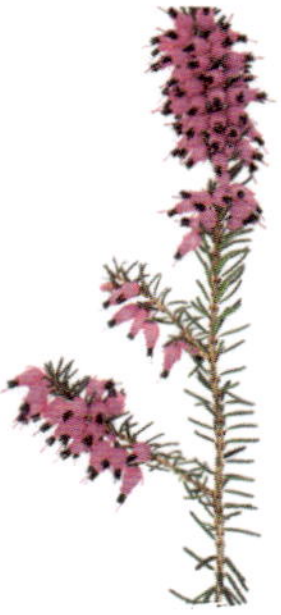

En cas de cystite

Décoction de bruyère

Les petites fleurs de bruyère sont antiseptiques et diurétiques, indiquées depuis toujours en cas de troubles urinaires. Pour drainer les microbes de votre vessie, faites-vous une décoction des sommités fleuries séchées : mettez-en 4 cuillères à soupe dans 1 litre d'eau froide. Faites chauffer et laissez bouillir à feu doux pendant 40 minutes avant de filtrer. Buvez cette décoction dans la journée, entre les repas.

“ *La bienveillance est le langage que le sourd peut entendre et que l'aveugle peut voir.*

Mark Twain

lundi
11
Ste Rosine

mardi
12
Ste Justine

mercredi
13
St Rodrigue

jeudi
14
Ste Mathilde

vendredi
15
Ste Louise

samedi
16
Ste Bénédicte

dimanche
17
St Patrice

Recette beautiful

Masque hydratant
pour peaux sèches

- Dans un bol, écrasez la moitié d'un avocat mûr.
- Ajouter 1 cuillère à soupe de miel, 1 cuillère à soupe d'huile de coco vierge et 1 cuillère à soupe de jus de citron frais. Mélangez bien.
- Appliquez ce masque sur le visage propre et sec en évitant le contour des yeux.
- Laissez poser 20 minutes, puis rincez à l'eau tiède et séchez en tamponnant doucement avec une serviette.

L'avocat est riche en acides gras oméga 3, qui aident à hydrater une peau sèche et à réduire l'inflammation, tandis que le miel est un humectant naturel qui attire l'humidité dans la peau. L'huile de coco vierge est riche en acide laurique, un acide gras aux propriétés antimicrobiennes et antifongiques. Elle adoucit également la peau. Enfin, le jus de citron frais est riche en vitamine C.

MARS
Semaine **12**

lune croissante | lune descendante

lundi 18

03 h 59

★ Coloration des cheveux (les couleurs tiennent mieux).
★ Appliquer un soin (masque, après-shampoing…) aux cheveux gras.
★ Nourrir, raffermir, hydrater les peaux sèches et mixtes.
★ Massage énergétique et tonifiant.

mardi 19

15 h 18

✖ Oubliez vos cheveux, ongles et poils.
★ Massage énergétique et tonifiant.

mercredi 20

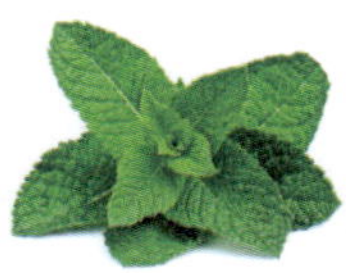

En cas de mal de tête

La menthe poivrée à la rescousse
Appliquez 1 goutte d'HE de menthe poivrée sur les tempes et faites-en diffuser dans votre intérieur (ou bien mettez-en quelques gouttes sur votre mouchoir et respirez profondément les arômes).

jeudi 21

06 h 23

★★ Couper vos cheveux afin que la repousse soit plus rapide (plus de vigueur et de santé).
★★ Coloration des cheveux (les couleurs tiennent mieux).
★★ Appliquer un soin (masque, après-shampoing…) aux cheveux gras.
★ Massage énergétique et tonifiant.
★ Appliquer un soin aux peaux sèches et mixtes (nourrir, raffermir, hydrater).

vendredi 22

Apogée **Samedi après 10 h 45, laissez vos cheveux, ongles et poils tranquilles !**

samedi 23

Apogée 16 h 45

dimanche 24

09 h 05

★★★ Couper vos cheveux afin que la repousse soit plus rapide (vigueur et santé), voir Recette beautiful ci-contre.
★★ Coloration. Soins des cheveux gras.
★ Massage énergétique.
★ Soins des peaux sèches et mixtes.

“ *La tranquillité m'envahit à chaque souffle profond que je prends.*

lundi **18**
St Cyrille

mardi **19**
St Joseph

mercredi **20**
St Herbert
PRINTEMPS

jeudi **21**
Ste Clémence

vendredi **22**
Ste Léa

samedi **23**
St Victorien

dimanche **24**
Ste Cath. de Suède
Passage à l'heure d'été : à 02 h 00, il sera 03 h 00

Recette beautiful

Masque capillaire

Pour une pousse rapide

Ce masque nourrissant renforce les cheveux et stimule leur croissance.

- *Écrasez une banane mûre jusqu'à obtenir une pâte bien lisse.*
- *Ajoutez 1 cuillère à soupe d'huile de noix de coco, 1 cuillère à soupe de miel, 1 jaune d'œuf et mélangez bien.*
- *Appliquez ensuite ce masque sur vos cheveux secs en commençant par les racines et en descendant jusqu'aux pointes.*
- *Enveloppez vos cheveux dans une serviette et laissez le masque reposer pendant 30 minutes à 1 heure.*
- *Rincez soigneusement à l'eau tiède, puis lavez vos cheveux avec un shampoing doux.*

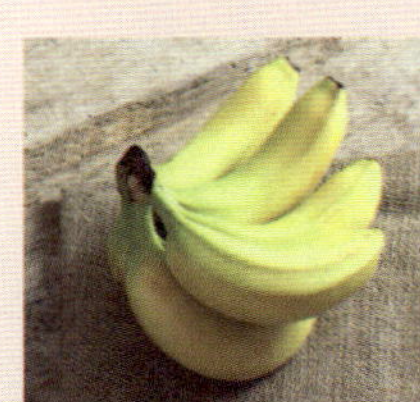

MARS
Semaine **13**

lundi **25**
Éclipse de lune

09 h 00

mardi **26**

06 h 07

mercredi **27**

jeudi **28**

vendredi **29**

samedi **30**

dimanche **31**

lune descendante

lune décroissante

Faites le ménage de tout ce qui peut être préjudiciable pour vous (dépendance, embonpoint, énergie négative…) et recentrez-vous (méditation, relaxation…).

★★★ Couper vos cheveux afin qu'ils repoussent plus lentement, plus épais, plus forts et qu'ils fourchent moins.
★★★ Appliquer un masque aux cheveux secs et mixtes.
★★★ Faire une permanente.
★★★ Massage relaxant ou drainage lymphatique.
★★★ Soins dentaires.
★★★ Soins des ongles (repousse lente et plus épaisse).
★★★ Épilation (repousse lente).
★★★ Commencer une détox (élimination des toxines par les plantes sur 3 semaines).
★★ Démarrer un jeûne ou un régime en pensant à boire beaucoup.
★★ Soins des peaux grasses (nettoyer, gommer…).

Nœud lunaire **Mardi avant 12 h 07, laissez vos cheveux, ongles et poils tranquilles !**

04 h 41

★★★ Commencer une détox (élimination des toxines par les plantes sur 3 semaines).
★★ Commencer un jeûne ou un régime (boire beaucoup).
★★ Couper vos cheveux afin qu'ils repoussent plus lentement, plus épais, plus forts et qu'ils fourchent moins.
★★ Appliquer un soin aux cheveux secs et mixtes.
★★ Épilation pour une repousse lente.
★★ Soins des peaux grasses (nettoyer, gommer…).
★★ Massage relaxant ou drainage lymphatique.
★★ Soins dentaires.

22 h 20

✖ Oubliez vos cheveux, ongles et poils.
★★★ Soins dentaires.
★★ Soins des peaux grasses (nettoyer, assainir, gommer…).
★★ Commencer un jeûne ou un régime, en pensant à boire beaucoup.
★★ Massage relaxant ou drainage lymphatique.

Notes

« Le bonheur dans votre vie dépend de la qualité de vos pensées.
Marc Aurèle

lundi **25**
Annonciation

mardi **26**
Ste Larissa

mercredi **27**
St Habib

jeudi **28**
St Gontran

vendredi **29**
Ste Gwladys

samedi **30**
Ste Amédée

dimanche **31**
PÂQUES

Instant magique

Se libérer
des énergies négatives

- Dans un endroit tranquille, allumez une bougie blanche et placez-la devant vous.
- Disposez un bol d'eau à côté de la bougie.
- Prenez une poignée de fleurs séchées et jetez-les dans le bol d'eau en prononçant : « Je libère toutes les énergies négatives de ma vie. »
- Asseyez-vous et regardez la flamme de la bougie pendant quelques minutes. Imaginez que sa lumière purifie votre esprit et votre corps.
- Prenez un carnet et un stylo et écrivez tout ce que vous voulez libérer dans votre vie (choses matérielles ou émotionnelles).
- Pliez la page en deux et placez-la sur le bol.
- Allez à l'extérieur et versez l'eau et les pétales de fleurs sur le sol en prononçant : « Je libère ce qui ne me sert plus. »
- Retournez à l'intérieur et éteignez la bougie.

AVRIL

Semaine **14**

lune décroissante

I. d.

10 h 52 ▸

lune montante

lundi 1er

mardi 2

05 h 15

00 h 13

★★ Faire une permanente (elle abîmera moins les cheveux).
★★ Faire un soin des ongles pour les renforcer (repousse lente et plus solide).
★★ Commencer un jeûne ou un régime, en pensant à boire beaucoup.
★ Couper vos cheveux afin qu'ils repoussent plus lentement, plus épais, plus forts et qu'ils fourchent moins.
★ Appliquer un soin aux cheveux secs et mixtes.
★ Massage relaxant ou drainage lymphatique.

Moments privilégiés pour l'introspection et les réajustements.

mercredi 3

jeudi 4

09 h 19

★★★ Soins dentaires (voir Recette beautiful ci-contre).
★★ Couper vos cheveux afin qu'ils repoussent plus lentement, plus épais, plus forts et qu'ils fourchent moins.
★★ Appliquer un soin aux cheveux secs et mixtes.
★★ Faire une permanente.
★★ Faire un soin des ongles pour les épaissir (repousse lente).
★★ Commencer un jeûne ou un régime (boire beaucoup).
★ Massage relaxant ou drainage lymphatique.

vendredi 5

samedi 6

07 h 18

★★ Jeûne, diète : la nouvelle lune qui arrive vous donnera un coup de pouce (penser à boire beaucoup).
★★ Faire une permanente.
★ Couper vos cheveux afin qu'ils repoussent plus lentement, plus épais, plus forts et qu'ils fourchent moins.
★ Appliquer un soin aux cheveux secs et mixtes.
★ Massage relaxant ou drainage lymphatique.
★ Éliminer vos cors aux pieds. *(samedi)*

dimanche 7

Périgée 19 h 51

07 h 13

✖ Oubliez vos cheveux, ongles et poils.
★★★ Soins dentaires.
★★ Jeûne, diète. Éliminer vos cors aux pieds.
★ Massage relaxant ou drainage lymphatique.

“ *Le succès, c'est tomber sept fois et se relever huit.*

Proverbe japonais

lundi
1er
L. DE PÂQUES

mardi
2
Ste Sandrine

mercredi
3
St Richard

jeudi
4
St Isidore

vendredi
5
Ste Irène

samedi
6
St Marcellin

dimanche
7
St J-B. de la Salle

Recette beautiful

Bain de bouche

Spécial hygiène dentaire

- Mélangez 1 cuillère à café de sel et 1 cuillère à café de bicarbonate de soude dans un verre.
- Versez 1 tasse d'eau tiède et remuez jusqu'à ce que les ingrédients soient bien dissous.
- Si vous le souhaitez, ajoutez 1 ou 2 gouttes d'huile essentielle de menthe poivrée, pour un goût frais et mentholé.
- Prenez une petite gorgée du mélange en bouche et faites un bain de bouche pendant 30 secondes à 1 minute.
- Recrachez le mélange et rincez-vous la bouche avec de l'eau.

À faire une fois par jour, de préférence le matin après le brossage des dents.

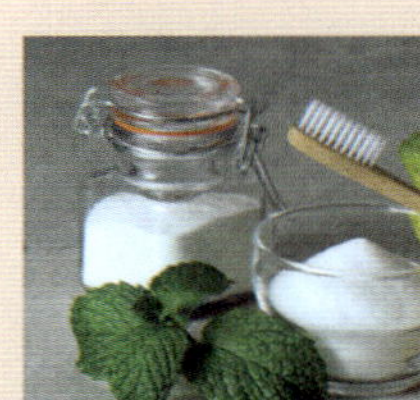

AVRIL

Semaine **15**

lundi **8**

Éclipse de soleil

mardi **9**

mercredi **10**

jeudi **11**

vendredi **12**

samedi **13**

dimanche **14**

14 h 19

20 h 21

lune croissante

lune montante

◄00 h 32

l. d.

Nœud lunaire Laissez vos cheveux, ongles et poils tranquilles !

★★★ Soins dentaires.
★★ Éliminer vos cors aux pieds. *(lundi)*

Regardez l'avenir et invitez la nouveauté dans votre vie.

★★ Soins des peaux sèches et mixtes. *(mardi)*
★★ Faire un massage énergétique et tonifiant. *(mardi)*

12 h 36

★★★ Soin des cheveux gras (masque, après-shampoing…).
★★★ Massage énergétique et tonifiant.

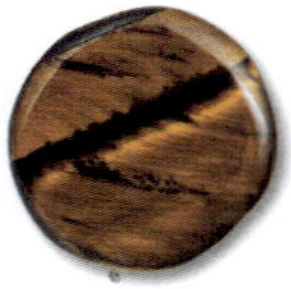

L'astuce litho

L'œil de tigre pour bien digérer

L'œil de tigre régularise la production d'acide gastrique et calme les crampes intestinales. Portez-le dans votre poche pendant une semaine.

08 h 00

★★★ Appliquer un soin (masque, après-shampoing…) aux cheveux gras.
★★★ Massage énergétique et tonifiant.
★★ Couper vos cheveux pour une repousse plus rapide.
★★ Coloration des cheveux (les couleurs tiennent mieux).
★★ Soins des peaux sèches et mixtes (raffermir, hydrater…).

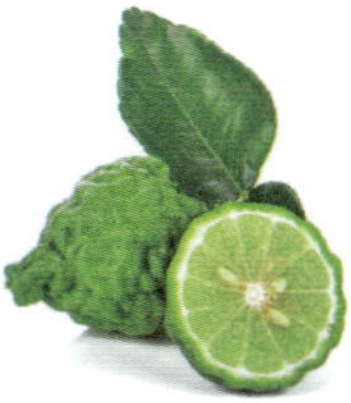

En cas de coup de déprime

Massage harmonisant

Dans 100 ml d'huile de massage de votre choix, ajoutez 20 gouttes d'HE de bergamote, 30 gouttes d'HE de camomille romaine, 10 gouttes d'HE de basilic et 30 gouttes d'HE de vétiver. Massez-vous le plexus solaire avec cette huile, puis la plante des pieds et la nuque.

12 h 36

★ Appliquer un soin aux cheveux gras.
★ Coloration.
★ Nourrir, raffermir, hydrater les peaux sèches et mixtes.
★ Massage énergétique et tonifiant.

« Que vos choix soient le reflet de vos espoirs, et non de vos peurs. »

Nelson Mandela

lundi
8
Ste Julie

mardi
9
St Gautier

mercredi
10
St Fulbert

jeudi
11
St Stanislas

vendredi
12
St Jules

samedi
13
Ste Ida

dimanche
14
St Maxime

Instant magique

Vos vœux
de la nouvelle lune

Si vous avez des souhaits à émettre, la nouvelle lune est le moment idéal. Son énergie va les mettre en résonance avec la source de l'univers, illimitée et infinie.

- *Installez-vous au calme et allumez une bougie, puis prenez un temps de réflexion.*
- *Sur une feuille, notez 3, 6 ou 9 vœux en commençant par « Je suis » ou « Je souhaite » au présent et dans le positif (un seul vœu par phrase).*
- *Laissez la feuille toute la journée devant la fenêtre sous l'influence de la lune, puis rangez-la. La puissance de la lune se charge du reste.*

Faites ce rituel dans les premières heures de la nouvelle lune (et jusqu'à 24 h après), mais jamais avant.

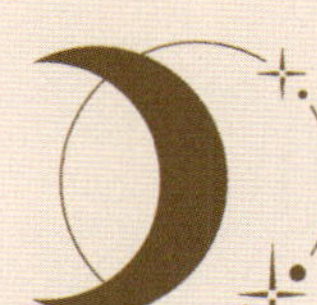

AVRIL

Semaine **16**

lundi 15

21 h 13

lune croissante — *lune descendante*

★ Coloration. Soin aux cheveux gras.
★ Nourrir, raffermir, hydrater les peaux sèches et mixtes.
★ Massage énergétique et tonifiant.

L'énergie remonte : élaborez et créez vos rêves !

mardi 16

23 h 13

✖ Oubliez vos cheveux, ongles et poils.
★ Massage énergétique et tonifiant.

mercredi 17

jeudi 18

13 h 55

★★ Couper vos cheveux afin que la repousse soit plus rapide (plus de vigueur et de santé).
★★ Coloration des cheveux (les couleurs tiennent mieux).
★★ Appliquer un soin (masque, après-shampoing…) aux cheveux gras.
★ Massage énergétique et tonifiant.
★ Appliquer un soin aux peaux sèches et mixtes (nourrir, raffermir, hydrater).

vendredi 19

Notes

samedi 20

Apogée 04 h 10

Apogée Samedi avant 10 h 10, laissez vos cheveux, ongles et poils tranquilles !

dimanche 21

15 h 35

★★ Couper vos cheveux afin que la repousse soit plus rapide (vigueur et santé).
★★ Coloration des cheveux (les couleurs tiennent mieux).
★★ Appliquer un soin (masque, après-shampoing…) à vos cheveux gras.
★ Massage énergétique et tonifiant.
★ Appliquer un soin aux peaux sèches et mixtes (nourrir, raffermir, hydrater).

“ *Nous sommes toutes des étoiles,*
il nous suffit juste d'apprendre à briller.
Marilyne Monroe

lundi **15**
St Paterne

mardi **16**
St Benoît-Joseph

mercredi **17**
St Anicet

jeudi **18**
St Parfait

vendredi **19**
Ste Emma

samedi **20**
Ste Odette

dimanche **21**
St Anselme

Instant magique

Pierres & cristaux

Les bienfaits de la lithothérapie

L'énergie positive et les vibrations que libèrent les pierres permettent d'améliorer la santé, le bien-être et la joie de vivre. Elles se portent dans une poche, en bijoux ou placées dans une pièce de la maison.

- **Le quartz rose :** amour, énergie féminine, lutte contre l'insomnie.
- **La citrine naturelle :** pierre de la prospérité, elle stimule la créativité.
- **L'améthyste :** purifiante, méditative et calmante, lutte contre l'insomnie et l'angoisse.
- **La labradorite :** favorise le rééquilibrage énergétique, apaise.
- **L'ambre :** guérisseuse et purificatrice du corps, de l'esprit et de l'âme.
- **Le jade :** élimine la négativité et aide à trouver l'équilibre.
- **La turquoise :** pierre du voyageur.
- **L'obsidienne :** grande protectrice.

AVRIL
Semaine **17**

lundi **22**

mardi **23**

mercredi **24**

jeudi **25**

vendredi **26**

samedi **27**

dimanche **28**

12 h 44 — lune croissante — 01 h 49 — lune décroissante

lune descendante — ◄16 h 19 — l. m.

Nœud lunaire **Lundi avant 18 h 44, laissez vos cheveux, ongles et poils tranquilles !**

★★★ Commencer une détox (élimination des toxines par les plantes sur 3 semaines, voir Recette beautiful ci-contre).
★★ Couper vos cheveux afin que la repousse soit plus rapide (vigueur et santé).
★★ Coloration des cheveux (les couleurs tiennent mieux).
★★ Appliquer un soin aux cheveux gras.
★ Massage énergétique et tonifiant.
★ Appliquer un soin aux peaux sèches et mixtes (nourrir, raffermir, hydrater).

La pleine lune accentue les effets de la cure détox.

10 h 49

★★★ Commencer une détox (élimination des toxines par les plantes sur 3 semaines).
★★ Commencer un jeûne ou un régime (boire beaucoup).
★★ Appliquer un soin aux cheveux secs et mixtes.
★★ Soins des peaux grasses (nettoyer, assainir, gommer…).
★★ Massage relaxant ou drainage lymphatique.
★★ Soins dentaires
★ Épilation pour une repousse lente.
★ Couper vos cheveux afin qu'ils repoussent plus lentement, plus épais, plus forts et qu'ils fourchent moins.

04 h 04

✖ Oubliez vos cheveux, ongles et poils.
★★★ Soins dentaires.
★★ Soins des peaux grasses (nettoyer, assainir, gommer…).
★★ Commencer un jeûne ou un régime (boire beaucoup).
★★ Massage relaxant ou drainage lymphatique.

05 h 44

★★★ Soin des ongles pour les renforcer (repousse lente).
★★★ Soins des peaux grasses. Permanente. Jeûne, diète.
★★ Couper vos cheveux (repousse lente et plus épaisse).
★★ Soins des cheveux secs et mixtes. Épilation (repousse lente). Massage relaxant ou drainage lymphatique.

" *Le bonheur n'est pas d'avoir tout ce que vous voulez, mais d'apprécier tout ce que vous avez.*

Zig Ziglar

lundi
22
St Alexandre

mardi
23
St Georges

mercredi
24
St Fidèle

jeudi
25
St Marc

vendredi
26
Ste Alida

samedi
27
Ste Zita

dimanche
28
Ste Valérie

Recette beautiful

Détox
de printemps

La détox est une pratique courante pour nettoyer le corps des toxines accumulées durant l'hiver.

- Faites une cure de jus ou de smoothie à base de fruits et de légumes frais. Consommez des ingrédients de saison et si possible bio.
- Mangez des aliments détoxifiants comme les légumes verts, les herbes fraîches, les fruits, les graines, les noix…
- Pratiquez le jeûne intermittent : essayez de ne manger que pendant une fenêtre de 8 heures par jour et de jeûner les 16 heures restantes.
- Faites de l'exercice régulièrement (30 minutes par jour) afin de stimuler la circulation sanguine et d'éliminer les toxines de votre corps.
- Pratiquez la méditation et la respiration profonde (10 minutes par jour) afin d'éliminer le stress et les toxines émotionnelles.
- Buvez au moins 2 litres d'eau par jour.

AVRIL
Semaine **18**

lundi **29**

mardi **30**

mercredi **1er**

jeudi **2**

vendredi **3**

samedi **4**

dimanche **5**

lune décroissante

13 h 27

23 h 53

lune montante

★★ Permanente (elle abîmera moins les cheveux).
★★ Faire un soin des ongles pour les renforcer (repousse lente et plus solide).
★★ Commencer un jeûne ou un régime en pensant à boire beaucoup.
★ Couper vos cheveux afin qu'ils repoussent plus lentement, plus épais, plus forts et qu'ils fourchent moins.
★ Appliquer un soin (masque...) aux cheveux secs et mixtes.
★ Massage relaxant ou drainage lymphatique.

15 h 30

Régénérez-vous physiquement et émotionnellement.

★★★ Soins dentaires.
★★ Couper vos cheveux afin qu'ils repoussent plus lentement, plus épais, plus forts et qu'ils fourchent moins.
★★ Appliquer un soin (masque...) aux cheveux secs et mixtes.
★★ Faire une permanente.
★★ Faire un soin des ongles pour les épaissir (repousse plus lente).
★★ Commencer un jeûne ou un régime en pensant à boire beaucoup.
★ Massage relaxant ou drainage lymphatique.

14 h 47

★★ Faire une permanente.
★ Couper vos cheveux afin qu'ils repoussent plus lentement, plus épais, plus forts et qu'ils fourchent moins.
★ Appliquer un soin (masque...) aux cheveux secs et mixtes.
★ Massage relaxant ou drainage lymphatique.
★ Commencer un jeûne ou un régime en pensant à boire beaucoup.

16 h 10

✕ Oubliez vos cheveux, ongles et poils.
★★★ Soins dentaires.
★★ Éliminer vos cors aux pieds. *(dimanche)*
★ Commencer un jeûne ou un régime en pensant à boire beaucoup.
★ Massage relaxant ou drainage lymphatique.

Nœud lunaire **Dimanche après 17 h 53, laissez vos cheveux, ongles et poils tranquilles !**

“ *La gratitude peut transformer une situation ordinaire en une expérience extraordinaire.*

lundi
29
Ste Cath. de Sienne

mardi
30
St Robert

mercredi
1er
FÊTE DU TRAVAIL

jeudi
2
St Boris

vendredi
3
Sts Philippe, Jacques

samedi
4
St Sylvain

dimanche
5
Ste Judith

Recette beautiful

Sauna facial purifiant

- Dans un bol, versez de l'eau bouillante et de l'hydrolat de rose de Damas pour les peaux sèches à mixtes, ou de l'hydrolat de lavande pour les peaux grasses.
- Ajoutez 3 gouttes d'huile essentielle au choix :
  - Peaux sèches : carotte, bois de casier.
  - Peaux mixtes à grasses : lavande, tea tree, géranium.
  - Peaux déshydratées : calendula, camomille, rose de Damas.
- Penchez la tête au-dessus du bol, couvrez-la d'une serviette et restez ainsi 15 minutes.
- Posez ensuite une serviette réfrigérée imbibée d'hydrolat de bleuet ou vaporisez un peu d'eau florale sur votre visage.
- Terminez par un gommage et hydratez votre peau.

Faites ce soin le soir, car les huiles essentielles et les hydrolats sont photosensibilisants.

MAI
Semaine **19**

lundi **6**	Périgée 00 h 04	lune décroissante / lune montante	(Poissons)	✖ Oubliez vos cheveux, ongles et poils. ★★★ Soins dentaires. ★★ Éliminer vos cors aux pieds. ★ Commencer un jeûne ou un régime (boire beaucoup). ★ Massage relaxant ou drainage lymphatique.
mardi **7**			(Bélier) 22 h 54	★★★ Soins des ongles pour les renforcer (repousse lente, voir Recette beautiful ci-contre). ★★★ Massage énergétique et tonifiant. *(mercredi)* ★★ Jeûne, diète : la nouvelle lune qui arrive vous donnera un coup de pouce (penser à boire beaucoup). ★ Massage relaxant ou drainage lymphatique. ★ Éliminer vos cors aux pieds. *(mardi)* ***La nouvelle lune amorce un nouveau cycle lunaire, une phase de calme et d'introspection où l'énergie cherche à se renouveler.***
mercredi **8**	05 h 22 (nouvelle lune) — lune croissante			
jeudi **9**			(Taureau) 18 h 24	★★★ Appliquer un soin (masque, après-shampoing...) aux cheveux gras. ★★★ Massage énergétique et tonifiant. ★★ Soins des peaux sèches et mixtes (nourrir, raffermir, hydrater). *Samedi :* ★★ Appliquer un soin (masque, après-shampoing...) aux cheveux gras. ★★ Massage énergétique et tonifiant. ★ Couper vos cheveux (repousse rapide). ★ Coloration des cheveux (les couleurs tiennent mieux). ★ Soins des peaux sèches et mixtes.
vendredi **10**				
samedi **11**		◀ 09 h 41 — lune descendante		
dimanche **12**			(Gémeaux) 21 h 41	★ Coloration des cheveux (les couleurs tiennent mieux). ★ Appliquer un soin (masque, après-shampoing...) aux cheveux gras. ★ Nourrir, raffermir, hydrater les peaux sèches et mixtes. ★ Massage énergétique et tonifiant.

❝ *L'amour est la lumière qui éclaire l'obscurité.*
Martin Luther King Jr.

lundi **6**
Ste Prudence

mardi **7**
Ste Gisèle

mercredi **8**
VICTOIRE 1945

jeudi **9**
ASCENSION

vendredi **10**
Ste Solange

samedi **11**
Ste Estelle

dimanche **12**
St Achille

Recette beautiful

Bain spécial ongles

Cette recette nourrit et renforce les ongles tout en les protégeant des infections fongiques. Vous pouvez la faire deux fois par semaine pour des résultats optimaux.

- *Dans un petit bol, mélangez 1 cuillère à soupe d'huile de coco, 1 cuillère à soupe de miel et 1 cuillère à soupe de jus de citron.*
- *Chauffez ce mélange au bain-marie jusqu'à ce que l'huile de coco soit fondue et que tous les ingrédients soient bien mélangés.*
- *Laissez refroidir jusqu'à ce que la préparation soit tiède au toucher, puis trempez-y vos ongles pendant 15 minutes.*
- *Rincez-les à l'eau tiède et séchez-les avec une serviette propre.*

Limitez l'utilisation de produits chimiques agressifs sur les ongles et portez des gants de protection lors de travaux ménagers ou de jardinage.

MAI
Semaine **20**

lundi **13**

mardi **14**

mercredi **15**

jeudi **16**

vendredi **17**

samedi **18**

dimanche **19**

lune croissante

13 h 48

Apogée
20 h 59

18 h 35

lune descendante

07 h 33

✖ Oubliez vos cheveux, ongles et poils.
★ Massage énergétique et tonifiant.

En cas de verrue

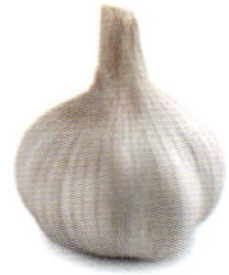

L'ail : pour les vampires... et les verrues !
Une tranche d'ail maintenue en place toute la nuit sur une verrue à l'aide d'un sparadrap la fera disparaître après quelques jours ou quelques semaines de ce traitement.

21 h 38

Pratiquez la méditation afin d'améliorer la connaissance de vous-même et recevoir de judicieux conseils...

★★ Couper vos cheveux afin que la repousse soit plus rapide (plus de vigueur et de santé).
★★ Coloration des cheveux (les couleurs tiennent mieux).
★★ Appliquer un soin (masque, après-shampoing...) aux cheveux gras.
★ Massage énergétique et tonifiant.
★ Appliquer un soin aux peaux sèches et mixtes (nourrir, raffermir, hydrater).

Apogée **Vendredi après 14 h 59, laissez vos cheveux, ongles et poils tranquilles !**

22 h 54

★★ Couper vos cheveux afin que la repousse soit plus rapide (vigueur et santé).
★★ Coloration des cheveux (les couleurs tiennent mieux).
★★ Appliquer un soin (masque, après-shampoing...) à vos cheveux gras.
★ Massage énergétique et tonifiant.
★ Appliquer un soin aux peaux sèches et mixtes (nourrir, raffermir, hydrater).

Nœud lunaire **Dimanche après 12 h 35, laissez vos cheveux, ongles et poils tranquilles !**

“ *L'optimisme est la foi qui mène à la réalisation.*
Rien ne peut être fait sans espoir et confiance.

Hélen Keller

lundi
13
Ste Rolande

mardi
14
St Matthias

mercredi
15
Ste Denise

jeudi
16
St Honoré

vendredi
17
St Pascal

samedi
18
St Éric

dimanche
19
PENTECÔTE

Recette beautiful

Cure de vitamines

Les fruits et les légumes frais sont une excellente source de vitamines. Voici quelques conseils pour faire le plein !

- Pendant la lune croissante, privilégiez les aliments frais et de saison pour maximiser leur teneur en vitamines.
- Les jus de fruits et de légumes maison sont concentrés en vitamines : testez les légumes verts à feuilles comme les épinards ou le chou frisé, les carottes, etc.
- Les noix et les graines comme les amandes, les noix de cajou, les graines de tournesol et de citrouille, sont riches en vitamines et minéraux. Ajoutez-les à votre alimentation quotidienne.
- Les aliments fermentés (choucroute par exemple) peuvent également fournir des vitamines bénéfiques pour la santé.

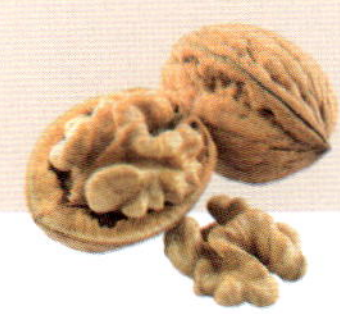

MAI
Semaine **21**

lundi **20**

mardi **21**

mercredi **22**

jeudi **23**

vendredi **24**

samedi **25**

dimanche **26**

lune croissante

15 h 53

lune décroissante

lune descendante

◄ 21 h 50

lune montante

★★ Couper vos cheveux afin que la repousse soit plus rapide (vigueur et santé).
★★ Coloration des cheveux (les couleurs tiennent mieux).
★★ Appliquer un soin (masque, après-shampoing...) à vos cheveux gras.
★ Massage énergétique et tonifiant.
★ Appliquer un soin aux peaux sèches et mixtes (nourrir, raffermir, hydrater).

17 h 59

★★ Couper vos cheveux (repousse rapide).
★ Coloration (les couleurs tiennent mieux).
★ Appliquer un soin (masque, après-shampoing...) aux cheveux gras.
★ Soins des peaux sèches et mixtes (raffermir, hydrater...).
★ Massage énergétique et tonifiant.

10 h 50

✖ Oubliez vos cheveux, ongles et poils.

Avant 15 h 53 :
★ Massage énergétique et tonifiant.
★ Soins des peaux sèches.

La pleine lune est le point culminant des énergies.

Après 15 h 53 :
★★★ Soins dentaires.
★★ Soins des peaux grasses (nettoyer, assainir, gommer...).
★★ Commencer un jeûne ou un régime (boire beaucoup).
★★ Massage relaxant ou drainage lymphatique.

11 h 48

★★★ Jeûne, diète, détox.
★★★ Permanente.
★★★ Soins des ongles.
★★★ Soins des peaux grasses (voir Recette beautiful ci-contre).
★★ Massage relaxant.
★★ Couper vos cheveux (repousse lente).
★★ Soins des cheveux secs et mixtes.
★★ Épilation (repousse lente).

“ *Pour une mère, l'enfant a beau grandir, il s'arrête toujours à la hauteur de son cœur.*

lundi
20
L. PENTECÔTE

mardi
21
St Constantin

mercredi
22
St Émile

jeudi
23
St Didier

vendredi
24
St Donatien

samedi
25
Ste Sophie

dimanche
26
Fête des Mères

Recette beautiful

Masque magique

Spécial peaux grasses

À réaliser une fois par semaine pour garder votre peau sous contrôle !

- *Dans un bol, battez 1 blanc d'œuf jusqu'à ce qu'il soit mousseux.*
- *Ajoutez 1 cuillère à soupe de jus de citron frais et 1 cuillère à soupe de miel, puis mélangez.*
- *Appliquez ce masque sur votre visage en évitant le contour des yeux.*
- *Laissez agir pendant 10 à 15 minutes, puis rincez à l'eau tiède.*
- *Appliquez une crème hydratante légère si nécessaire.*

Le blanc d'œuf est riche en protéines qui resserrent les pores et réduisent l'excès de sébum sur la peau. Le jus de citron agit comme un astringent naturel et éclaircit la peau, tandis que le miel hydrate et apaise.

MAI

Semaine **22**

lundi 27 — *lune décroissante* — *lune montante*

★★ Permanente. Soins des ongles (repousse lente).
★★ Commencer un jeûne ou une diète (boire beaucoup).
★ Soins des cheveux secs et mixtes.
★ Massage relaxant ou drainage lymphatique.

mardi 28

20 h 59

★★ Couper vos cheveux afin qu'ils repoussent plus lentement, plus épais, plus forts et qu'ils fourchent moins.
★★ Appliquer un soin aux cheveux secs et mixtes.
★★ Faire une permanente.
★★ Soins dentaires.
★★ Soin des ongles pour les épaissir (repousse lente).
★★ Commencer un jeûne ou une diète en pensant à boire beaucoup (voir Recette beautiful ci-contre).
★ Massage relaxant ou drainage lymphatique.

mercredi 29

jeudi 30

19 h 13

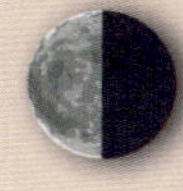

20 h 30

Faites une cure de légumes verts, de fibres, de jus de fruits et de compotes (sans sucre bien sûr !).

★★ Faire une permanente.
★ Couper vos cheveux afin qu'ils repoussent plus lentement, plus épais, plus forts et qu'ils fourchent moins.
★ Appliquer un soin aux cheveux secs et mixtes.
★ Massage relaxant ou drainage lymphatique.
★ Commencer un jeûne ou une diète (boire beaucoup).

vendredi 31

samedi 1er

22 h 17

✖ Oubliez vos cheveux, ongles et poils.
★★★ Soins dentaires.
★ Commencer un jeûne ou une diète (à boire beaucoup).
★ Massage relaxant ou drainage lymphatique.

Nœud lunaire et périgée **Dimanche avant 15 h 16, laissez vos cheveux, ongles et poils tranquilles !**

dimanche 2

05 h 08

Périgée
09 h 16

L'astuce litho

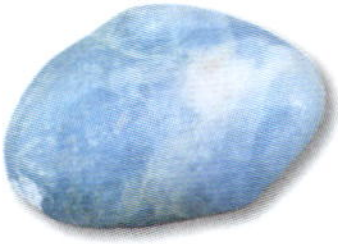

L'aigue-marine contre le rhume des foins

L'aigue-marine aide à soulager les allergies respiratoires. Portez-la en contact avec la peau ou prenez-la sous forme d'élixir ou d'eau de gemme.

« *Parfois, vous ne saurez jamais la valeur d'un moment jusqu'à ce qu'il devienne un souvenir.*
Dr Seuss

lundi **27**
St Augustin de Cantorbéry

mardi **28**
St Germain

mercredi **29**
St Aymar

jeudi **30**
St Ferdinand

vendredi **31**
Visitation

samedi **1er**
St Justin

dimanche **2**
Ste Blandine

Recette beautiful

Smoothie à l'ortie

- *Lavez soigneusement 200 g d'ortie fraîche et hâchez-les grossièrement.*
- *Épluchez et coupez en petits morceaux 1 pomme Granny Smith et 1 banane.*
- *Dans un blender, mettez les feuilles d'ortie, la pomme, la banane, 1 cuillère à soupe de miel, 1 cuillère à soupe de jus de citron frais et 1 tasse d'eau.*
- *Mixez le tout jusqu'à l'obtention d'un mélange homogène et lisse.*
- *Ajoutez plus d'eau si nécessaire pour obtenir la consistance désirée.*

L'ortie est très nutritive. La pomme et la banane ajoutent de la saveur et des vitamines supplémentaires, tandis que le miel donne une touche sucrée naturelle. Ce smoothie est également riche en fibres, en antioxydants et en nutriments essentiels, ce qui en fait une excellente option pour un jeûne ou une diète.

JUIN

Semaine **23**

lundi **3**

mardi **4**

mercredi **5**

jeudi **6**

vendredi **7**

samedi **8**

dimanche **9**

lune décroissante — 14 h 38 — *lune croissante*

lune montante — ◄18 h 35 — *lune descendante*

07 h 10

★★★ Soins des ongles pour les renforcer (repousse lente).
★★ Permanente (abîmera moins les cheveux). *(lundi)*
★★ Soins des cheveux secs et mixtes. *(lundi)*
★★ Commencer un jeûne ou une diète (boire beaucoup).
★ Couper vos cheveux afin qu'ils repoussent plus lentement, plus épais, plus forts et qu'ils fourchent moins. *(lundi)*
★ Massage relaxant ou drainage lymphatique.
★ Éliminer vos cors aux pieds.

03 h 34

★★★ Faire un soin des ongles pour les renforcer (repousse plus lente).
★★ Soins dentaires. *(mercredi)*
★★ Éliminer vos cors aux pieds. *(mercredi et jeudi)*
★ Massage relaxant ou drainage lymphatique.
★ Commencer un jeûne ou une diète (boire beaucoup).

La nouvelle lune est la période idéale pour nettoyer et purifier votre peau en profondeur.

Après 14 h 38 :
★★★ Appliquer un soin (masque, après-shampoing...) aux cheveux gras.
★★★ Faire un massage énergétique et tonifiant.
★★ Soins des peaux sèches et mixtes (voir Recette beautiful ci-contre).

07 h 03

★ Coloration des cheveux (les couleurs tiennent mieux).
★ Appliquer un soin (masque, après-shampoing...) aux cheveux gras.
★ Nourrir, raffermir, hydrater les peaux sèches et mixtes.
★ Massage énergétique et tonifiant.

16 h 34

✖ Oubliez vos cheveux, ongles et poils.
★ Massage énergétique et tonifiant.

“ *La santé est un état d'esprit autant qu'un état physique.*

lundi
3
St Kévin

mardi
4
Ste Clotilde

mercredi
5
St Igor

jeudi
6
St Norbert

vendredi
7
St Gilbert

samedi
8
St Médard

dimanche
9
Ste Diane

Recette beautiful

Masque bien-être

Peaux sèches & mixtes

- Mélangez 2 cuillères à soupe de yaourt nature, 1 cuillère à soupe d'huile d'amande douce et 1 cuillère à soupe de flocons d'avoine.
- Ajoutez 1 cuillère à soupe de purée de banane et mélangez à nouveau jusqu'à obtenir une texture homogène.
- Appliquez le masque sur votre visage et votre cou préalablement nettoyés, en évitant le contour des yeux.
- Laissez poser 15 à 20 minutes.
- Rincez à l'eau tiède et séchez votre visage en tapotant doucement avec une serviette.

La banane contient des vitamines et des minéraux qui nourrissent la peau en profondeur. Le yaourt et l'huile d'amande douce hydratent et adoucissent. Les flocons d'avoine exfolient en douceur et éliminent les cellules mortes.

JUIN
Semaine **24**

lundi **10** — mardi **11** — mercredi **12** — jeudi **13** — vendredi **14** — samedi **15** — dimanche **16**

lune croissante

lune descendante

✖ Oubliez vos cheveux, ongles et poils.
★ Massage énergétique et tonifiant.

06 h 09

★★ Couper vos cheveux afin que la repousse soit plus rapide (plus de vigueur et de santé).
★★ Coloration des cheveux (les couleurs tiennent mieux).
★★ Appliquer un soin (masque, après-shampoing…) aux cheveux gras.
★ Massage énergétique et tonifiant.
★ Soins des peaux sèches et mixtes (raffermir, hydrater…).

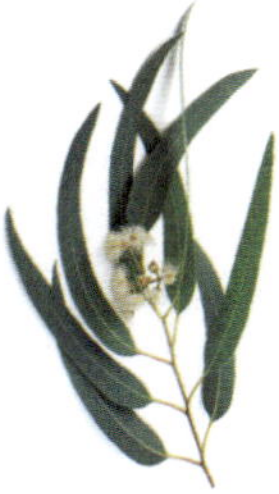

Aïe, des moustiques !

Le réflexe huiles essentielles

Si vous vous êtes fait piquer par un moustique, une goutte d'HE de lavande aspic vous soulagera. rapidement. Les insectes détestent l'odeur de certaines huiles essentielles : citronnelle de Java, géranium rosat, eucalyptus, basilic ou menthe poivrée. Mettez-en quelques gouttes sur vos vêtements !

07 h 18

Apogée
15 h 35

22 h 18

06 h 55

Moment d'abondance et de créativité dans l'élaboration de vos rêves et de vos projets.

Apogée **Vendredi après 09 h 35, laissez vos cheveux, ongles et poils tranquilles !**

★★ Couper vos cheveux afin que la repousse soit plus rapide (vigueur et santé).
★★ Coloration des cheveux (les couleurs tiennent mieux).
★★ Appliquer un soin (masque, après-shampoing…) à vos cheveux gras.
★ Massage énergétique et tonifiant.
★ Appliquer un soin aux peaux sèches et mixtes (nourrir, raffermir, hydrater).

Nœud lunaire **Samedi après 16 h 18, laissez vos cheveux, ongles et poils tranquilles !**

“ L'herbe n'est pas plus verte ailleurs.
Elle est plus verte là où elle est arrosée.
Robert Fulghum

lundi
10
St Landry

mardi
11
St Barnabé

mercredi
12
St Guy

jeudi
13
St Antoine de Padoue

vendredi
14
St Élisée

samedi
15
Ste Germaine

dimanche
16
Fête des Pères

Recette beautiful

Huile de laurier antivarices

Les feuilles de laurier peuvent considérablement réduire les varices, voire retarder leur apparition.

- *À l'aide d'un mortier, écrasez environ 30 g de feuilles de laurier séchées et mélangez-les avec 250 ml d'huile d'olive.*
- *Versez ce mélange dans un bocal, fermez-le hermétiquement et conservez-le au frais pendant 2 semaines, en le secouant régulièrement.*
- *Filtrez ensuite l'huile et conservez-la dans un bocal propre.*
- *Trempez du coton dans ce macérât huileux, et massez les zones de votre corps atteintes de varices.*

Dans 2 à 3 semaines, vous verrez les premiers résultats : le laurier favorisant la circulation sanguine, les varices commenceront naturellement à s'atténuer.

JUIN
Semaine **25**

lune croissante

lune descendante

lundi 17

★★ Couper vos cheveux (repousse rapide, vigueur et santé).
★★ Coloration des cheveux (les couleurs tiennent mieux).
★★ Appliquer un soin aux cheveux gras.
★ Massage énergétique et tonifiant.
★ Appliquer un soin aux peaux sèches et mixtes.

mardi 18

02 h 13

★ Couper vos cheveux (repousse rapide).
★ Coloration (les couleurs tiennent mieux).
★ Appliquer un soin aux cheveux gras.
★ Soins des peaux sèches et mixtes (raffermir, hydrater…).
★ Massage énergétique et tonifiant.

mercredi 19

jeudi 20

18 h 59

✖ Oubliez vos cheveux, ongles et poils.
★ Massage énergétique et tonifiant.
★ Soins des peaux sèches et mixtes (raffermir, hydrater…).

Notes

vendredi 21

03 h 08

◄ 04 h 38

samedi 22

19 h 26

★★ Couper vos cheveux (repousse rapide).
★★ Soins des cheveux gras.

Canalisez le trop-plein d'énergie de la pleine lune en pratiquant des activités sportives.

lune décroissante

lune montante

dimanche 23

À partir de samedi :
★★ Faire une permanente (abîmera moins les cheveux).
★★ Soin des ongles (repousse lente, plus solide).
★★ Commencer un jeûne ou une diète (boire beaucoup).
★ Couper vos cheveux afin qu'ils repoussent plus lentement, plus épais, plus forts et qu'ils fourchent moins.
★ Appliquer un soin aux cheveux secs et mixtes.
★ Massage relaxant ou drainage lymphatique.

« *Le sommeil est la meilleure méditation.*
Dalaï-Lama

lundi 17
St Hervé

mardi 18
St Léonce

mercredi 19
St Romuald

jeudi 20
St Silvère
ÉTÉ

vendredi 21
St Gonzague

samedi 22
St Alban

dimanche 23
Ste Audrey

Recette magique

Smoothie banane & lavande

Pour bien dormir un soir de pleine lune

- Dans un blender, mixez 1 banane mûre coupée en morceaux, une demi-tasse de lait d'amande, une demi-tasse de yaourt à la vanille, 1 cuillère à soupe de miel et une demi-cuillère à café d'extrait de vanille jusqu'à obtenir un mélange lisse et crémeux.
- Ajoutez une demi-cuillère à café de lavande séchée et mixez pour la réduire en petits morceaux.
- Versez le smoothie dans un verre et buvez-le 30 minutes avant d'aller dormir pour profiter de ses bienfaits relaxants.

La banane et le miel contiennent des composés qui aident à réguler le sommeil. La lavande a des propriétés apaisantes et relaxantes. Cette combinaison de saveurs et d'ingrédients devrait donc vous aider à vous détendre et à bien dormir.

JUIN
Semaine **26**

lundi 24

mardi 25

mercredi 26

jeudi 27

vendredi 28

samedi 29

dimanche 30

lune décroissante

lune montante

Périgée
13 h 30

23 h 53

06 h 25

03 h 35

★★ Couper vos cheveux afin qu'ils repoussent plus lentement, plus épais, plus forts et qu'ils fourchent moins.
★★ Appliquer un soin (masque...) aux cheveux secs et mixtes.
★★ Faire une permanente.
★★ Soins dentaires.
★★ Faire un soin des ongles pour les épaissir (repousse plus lente).
★★ Commencer un jeûne ou une diète (boire beaucoup).
★ Massage relaxant ou drainage lymphatique.

02 h 18

★★ Faire une permanente.
★ Couper vos cheveux afin qu'ils repoussent plus lentement, plus épais, plus forts et qu'ils fourchent moins.
★ Appliquer un soin (masque...), aux cheveux secs et mixtes.
★ Massage relaxant ou drainage lymphatique.
★ Commencer un jeûne ou une diète (boire beaucoup).

Périgée **Jeudi avant 19 h 30, laissez vos cheveux, ongles et poils tranquilles !**

02 h 52

Finalisez ce que vous aviez commencé et transmettez-le.

✖ Oubliez vos cheveux, ongles et poils.
★★★ Soins dentaires (voir Recette beautiful ci-contre).
★ Commencer un jeûne ou une diète (boire beaucoup).
★ Massage relaxant ou drainage lymphatique.

Nœud lunaire **Samedi avant 12 h 25, laissez vos cheveux, ongles et poils tranquilles !**

13 h 22

★★ Soins des ongles (repousse lente). Jeûne, diète. Permanente. Soins des cheveux secs et mixtes.
★ Couper vos cheveux (repousse lente). Massage relaxant.

“ *La distance entre vos rêves et la réalité s'appelle l'action.*

lundi **24**
St Jean-Baptiste

mardi **25**
St Prosper

mercredi **26**
St Anthelme

jeudi **27**
St Fernand

vendredi **28**
Ste Irénée

samedi **29**
Sts Pierre, Paul

dimanche **30**
St Martial

Recette beautiful

Dentifrice maison
au clou de girofle

Le clou de girofle est connu pour ses propriétés antiseptiques et analgésiques.

- Dans un bol, mélangez 4 cuillères à soupe d'argile blanche en poudre, 2 cuillères à soupe de bicarbonate de soude et 1 cuillère à soupe de clou de girofle en poudre.
- Ajoutez 1 cuillère à soupe d'huile de noix de coco fondue et mélangez bien, jusqu'à ce que la préparation soit homogène.
- Ajoutez 10 gouttes d'huile essentielle de menthe poivrée et mélangez à nouveau.
- Transférez le dentifrice dans un pot en verre propre et sec.

Appliquez-en une petite quantité sur votre brosse à dents humidifiée, puis brossez vos dents comme vous le feriez avec un dentifrice ordinaire. Rincez bien votre bouche après le brossage.

JUILLET
Semaine **27**

lundi **1er**

mardi **2**

mercredi **3**

jeudi **4**

vendredi **5**

samedi **6**

dimanche **7**

lune décroissante

00 h 57

lune croissante

lune montante

◄ 02 h 02

lune descendante

★★ Soins des ongles pour les renforcer (repousse lente).
★★ Faire une permanente (abîmera moins les cheveux).
★★ Soins des cheveux secs et mixtes.
★★ Commencer un jeûne ou une diète (boire beaucoup).
★ Couper vos cheveux afin qu'ils repoussent plus lentement, plus épais, plus forts et qu'ils fourchent moins.
★ Massage relaxant ou drainage lymphatique.

10 h 42

★★★ Faire un soin des ongles pour les renforcer (repousse plus lente).
★★★ Soins dentaires.
★★ Appliquer un soin aux cheveux secs et mixtes.
★★ Éliminer vos cors aux pieds. *(à partir de mercredi)*
★ Couper vos cheveux afin qu'ils repoussent plus lentement, plus épais, plus forts et qu'ils fourchent moins. *(mardi)*
★ Massage relaxant ou drainage lymphatique.
★ Commencer un jeûne ou une diète (boire beaucoup).

Vendredi :
★★★ Épilation (repousse lente).
★★★ Éliminer vos cors aux pieds.
★★ Massage relaxant.
★★ Soins des peaux grasses.
★★ Jeûne ou diète (penser à boire beaucoup).

15 h 24

★★★ Épilation (repousse lente).
★★ Soins des peaux grasses. Jeûne ou diète (penser à boire beaucoup). Massage relaxant. Éliminer vos cors aux pieds.

Samedi :
★ Nourrir, raffermir, hydrater les peaux sèches et mixtes.
★ Massage énergétique et tonifiant.

La nouvelle lune est le moment idéal pour faire le plein d'inspiration et réfléchir à de nouveaux objectifs !

01 h 03

✖ Oubliez vos cheveux, ongles et poils.
★ Massage énergétique et tonifiant.

“ *La normalité est une illusion. Ce qui est normal pour l'araignée est chaos pour la mouche.*

Morticia Addams

lundi
1er
St Thierry

mardi
2
St Martinien

mercredi
3
St Thomas

jeudi
4
St Florent

vendredi
5
St Antoine

samedi
6
Ste Mariette

dimanche
7
St Raoul

Instant magique

Chèque d'abondance

- *Prenez l'un de vos chèques ou écrivez sur un papier toutes les informations d'un chèque (c'est l'intention qui compte).*
- *Rédigez avec une encre verte (le rayon sacré).*
- *Montant en lettre : « L'abondance positive en tout. »*
- *Montant en chiffre : « À payer intégralement. »*
- *L'ordre : votre nom et votre prénom.*
- *Lieu et date : « Ici et maintenant » et « Merci à l'Univers ».*
- *Signez en inscrivant : « La Loi de l'Abondance. »*
- *Au dos du chèque, précisez le domaine dans lequel vous aimeriez avoir de l'abondance.*
- *Posez-le en évidence, et lorsque vous l'apercevrez, faites comme si vous aviez déjà reçu ce que vous avez demandé et éprouvez de la gratitude.*
- *À la nouvelle lune suivante, brûlez le chèque et remerciez l'univers.*

JUILLET

Semaine **28**

lundi **8**

mardi **9**

mercredi **10**

jeudi **11**

vendredi **12**

samedi **13**

dimanche **14**

lune croissante

Apogée 10 h 11

00 h 27

00 h 49

lune descendante

✖ Oubliez vos cheveux, ongles et poils.
★ Massage énergétique et tonifiant.

14 h 35

★★ Couper vos cheveux afin que la repousse soit plus rapide (plus de vigueur et de santé).
★★ Coloration des cheveux (les couleurs tiennent mieux).
★★ Appliquer un soin (masque, après-shampoing...) aux cheveux gras.
★ Massage énergétique et tonifiant.
★ Appliquer un soin aux peaux sèches et mixtes (nourrir, raffermir, hydrater).

Pour entretenir son bronzage

Masque prolongateur à l'HE de carotte

Sur une peau nettoyée, mélangez 2 cuillères à soupe de farine et 3 cuillères à soupe de yaourt nature, puis ajoutez 5 gouttes d'HE de carotte. Appliquez sur votre visage et votre cou et laissez agir 20 minutes avant de rincer avec un tonique.

15 h 03

Apogée **Vendredi : laissez vos cheveux, ongles et poils tranquilles !**

★★ Couper vos cheveux afin que la repousse soit plus rapide (vigueur et santé).
★★ Coloration des cheveux (les couleurs tiennent mieux).
★★ Appliquer un soin (masque, après-shampoing...) aux cheveux gras.
★ Massage énergétique et tonifiant.
★ Appliquer un soin aux peaux sèches et mixtes (nourrir, raffermir, hydrater).

Faites-vous plaisir !
Initiez-vous à ce que vous avez toujours voulu étudier, découvrir, connaître.

> « *La seule personne que vous êtes destiné à devenir est la personne que vous décidez d'être.*
>
> *Ralph Waldo Emerson*

JUILLET

Semaine **28**

lundi
8
St Thibault

mardi
9
Ste Amandine

mercredi
10
St Ulrich

jeudi
11
St Benoît

vendredi
12
St Olivier

samedi
13
Sts Henri, Joël

dimanche
14
FÊTE NATIONALE

Recette beautiful

Soin réparateur

coup de soleil

Après une exposition prolongée au soleil, votre peau peut rougir, être chaude et douloureuse : vous avez gagné un coup de soleil !

Pour un soulagement immédiat

- Prenez une tomate et coupez-la en rondelles.
- Posez les morceaux directement sur la peau pendant quelques minutes. L'effet fraîcheur est instantané et empêchera l'apparition de cloques.

Pour un soin réparateur

- Mixez une demi-tomate avec un demi-citron (écorce comprise) et 1 cuillère à soupe d'huile d'argan ou d'olive.
- Massez la zone douloureuse jusqu'à complète pénétration.
- Renouvelez ce soin plusieurs fois par jour.

JUILLET

Semaine **29**

lune croissante

lune descendante

lundi 15

★★ Couper vos cheveux. Coloration. Soins aux cheveux gras.
★ Massage énergétique. Soins des peaux sèches.

mardi 16

10 h 48

★ Couper vos cheveux (repousse rapide).
★ Coloration (les couleurs tiennent mieux).
★ Appliquer un soin (masque, après-shampoing…) aux cheveux gras.
★ Soins des peaux sèches et mixtes (raffermir, hydrater…).
★ Massage énergétique et tonifiant.

mercredi 17

03 h 57

✖ Oubliez vos cheveux, ongles et poils.
★ Massage énergétique et tonifiant.
★ Soins des peaux sèches et mixtes (raffermir, hydrater…).

jeudi 18

Notes

◄ 12 h 57

lune montante

vendredi 19

04 h 32

★★★ Appliquer un soin (masque, après-shampoing…) aux cheveux gras.
★★★ Massage énergétique et tonifiant (voir Recette beautiful ci-contre).
★★ Couper les cheveux (repousse rapide).
★★ Coloration des cheveux (les couleurs tiennent mieux).
★★ Nourrir, raffermir, hydrater les peaux sèches et mixtes.

samedi 20

Analyse, gratitude et méditation de pleine lune.

dimanche 21

12 h 17

12 h 06

★★ Couper vos cheveux. Soins des ongles (pousse lente). Permanente. Soins des cheveux secs. Soins dentaires. Jeûne.
★ Massage relaxant ou drainage lymphatique.

“ Chaque jour est une nouvelle occasion de se réinventer. Prenez une profonde respiration, souriez et avancez avec gratitude.

JUILLET

Semaine **29**

lundi
15
St Donald

mardi
16
N.-D. du Mont Carmel

mercredi
17
Ste Charlotte

jeudi
18
St Frédéric

vendredi
19
St Arsène

samedi
20
Ste Marina

dimanche
21
St Victor

Recette beautiful

Massage énergétique & tonifiant

- *Mélangez 1 cuillère à soupe d'huile végétale de noyaux d'abricot avec 6 gouttes d'huile essentielle de menthe poivrée, de citron, de pin sylvestre ou d'épinette.*
- *Massez-vous le corps avec cette huile afin de le revitaliser et d'apaiser les tensions.*

L'huile de noyaux d'abricot nourrit, hydrate, revitalise, régénère, assouplit et tonifie la peau. Hypoallergénique, toute la famille peut l'utiliser.

***Attention** à l'utilisation des huiles essentielles (surtout enfants et femme enceintes) : demandez conseil à votre pharmacien si vous n'avez pas l'habitude de les utiliser.*

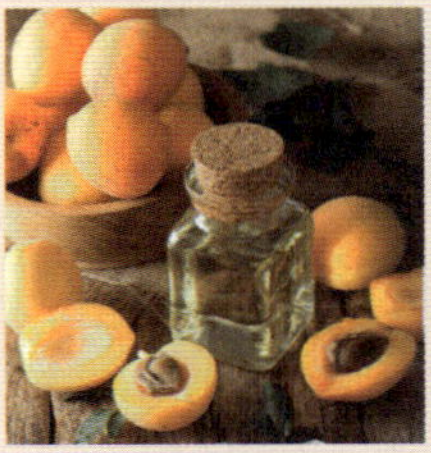

JUILLET

Semaine **30**

lundi **22**	lune décroissante			★★ Couper vos cheveux afin qu'ils repoussent plus lentement, plus épais, plus forts et qu'ils fourchent moins. ★★ Faire une permanente. ★★ Appliquer un soin aux cheveux secs et mixtes. ★★ Soins dentaires. ★★ Soin des ongles pour les épaissir (repousse lente). ★★ Commencer un jeûne ou une diète (boire beaucoup). ★ Massage relaxant ou drainage lymphatique.
mardi **23**		lune montante	09 h 49	★★ Faire une permanente. ★ Couper vos cheveux afin qu'ils repoussent plus lentement, plus épais, plus forts et qu'ils fourchent moins. ★ Appliquer un soin aux cheveux secs et mixtes. ★ Massage relaxant ou drainage lymphatique. ★ Commencer un jeûne ou une diète (pensr à boire beaucoup). Périgée **Mercredi avant 13 h 41, laissez vos cheveux, ongles et poils tranquilles !**
mercredi **24**	**Périgée 07 h 41**			
jeudi **25**			08 h 20	✖ Oubliez vos cheveux, ongles et poils. ★★ Soins dentaires. ★ Commencer un jeûne ou une diète (boire beaucoup). ★ Massage relaxant ou drainage lymphatique. Nœud lunaire **Vendredi après 13 h 32, laissez vos cheveux, ongles et poils tranquilles !** ***Assimilez ce que vous avez appris et habituez-vous à votre nouveau « vous ».***
vendredi **26**	☊ **07 h 32**			
samedi **27**				
dimanche **28**	**04 h 51**		18 h 55	★★ Soins des ongles pour les renforcer (repousse lente). ★★ Faire une permanente (abîmera moins les cheveux). ★★ Soins des cheveux secs et mixtes. ★★ Commencer un jeûne ou une diète (boire beaucoup). ★ Couper vos cheveux afin qu'ils repoussent plus lentement, plus épais, plus forts et qu'ils fourchent moins. ★ Massage relaxant ou drainage lymphatique.

« *Les paroles de bienveillance peuvent être brèves, mais leur écho résonne à l'infini.*
Mère Teresa

lundi **22**
Ste Marie-Madeleine

mardi **23**
Ste Brigitte

mercredi **24**
Ste Christine

jeudi **25**
St Jacques

vendredi **26**
Ste Anne, St Joachim

samedi **27**
Ste Nathalie

dimanche **28**
St Samson

Instant magique

Élever son énergie vibratoire

Les sons élèvent l'énergie vibratoire pendant la pleine lune, en alignant l'esprit et le corps avec la puissante énergie lunaire.

Celle-ci libère les blocages émotionnels et amplifie les intentions, offrant un grand potentiel de transformation et de guérison.

Les sons vibratoires aident à équilibrer les chakras et à stimuler le système immunitaire en favorisant une sensation de bien-être et de détente profonde.

En les combinant avec la pleine lune, il est possible de créer une expérience profonde et transformatrice pour équilibrer, revitaliser et régénérer l'âme.

Bols tibétains, chants, instruments de musique… Laissez votre intuition vous guider !

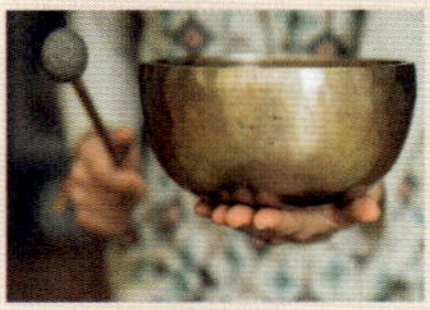

JUILLET

Semaine **31**

lune décroissante

lune montante

◄ 07 h 52

lune descendante

lundi 29

★★ Soins des ongles pour les renforcer (repousse lente).
★★ Soins des cheveux secs et mixtes. Permanente.
★★ Jeûne ou une diète (penser à boire beaucoup).

mardi 30

16 h 21

★★★ Soins dentaires.
★★ Appliquer un soin aux cheveux secs et mixtes.
★★ Faire un soin des ongles pour les renforcer (pousse lente).
★ Couper vos cheveux afin qu'ils repoussent plus lentement, plus épais, plus forts et qu'ils fourchent moins.
★ Massage relaxant ou drainage lymphatique.
★ Commencer un jeûne ou une diète (boire beaucoup).

Jeudi après 7 h 52 :
★★★ Éliminer vos cors aux pieds.
★★ Épilation afin que la repousse soit plus lente.
★★ Soins des peaux grasses.

mercredi 31

jeudi 1er

vendredi 2

22 h 07

★★★ Soins dentaires. Permanente.
★★★ Épilation (repousse lente).
★★ Soins des cheveux secs et mixtes.
★★ Soins des peaux grasses (sudation, nettoyer, assainir, gommer…). Éliminer vos cors aux pieds.
★★ Massage relaxant ou drainage lymphatique.
★★ Jeûne, diète : la nouvelle lune qui arrive vous donnera un coup de pouce (penser à boire beaucoup).

samedi 3

08 h 14

✖ Oubliez vos cheveux, ongles et poils.
★★ Jeûne, diète : la nouvelle lune qui arrive vous donnera un coup de pouce (penser à boire beaucoup).
★★ Soins des peaux grasses (nettoyer, assainir, gommer…).
★★ Massage relaxant ou drainage lymphatique.

dimanche 4

13 h 13

N'oubliez pas de manifester vos vœux durant la nouvelle lune !

Dimanche après 13 h 13 :
★ Massage énergétique et tonifiant.

Il ne faut pas attendre d'être parfait pour commencer quelque chose de bien.
Abbé Pierre

lundi **29**
Ste Marthe

mardi **30**
Ste Juliette

mercredi **31**
St Ignace de Loyola

jeudi **1er**
St Alphonse

vendredi **2**
St Julien Eymard

samedi **3**
Ste Lydie

dimanche **4**
St J.-M. Vianney

Astuce beautiful

Prendre soin de soi

- Mangez des aliments sains et nutritifs locaux et de saison : grande variété de fruits et de légumes frais disponibles.
- Faites de l'exercice en plein air, respirez : randonnée, vélo...
- Utilisez des produits de soins naturels, sans produits chimiques nocifs, pour prendre soin de votre peau et de vos cheveux.
- Prenez des bains relaxants avec des sels d'Epsom et des huiles essentielles.
- Méditez ou pratiquez le yoga pour réduire le stress et améliorer la santé mentale et physique.
- Buvez suffisamment d'eau pour rester hydraté.e (ajoutez menthe ou basilic pour la parfumer).
- Évitez les produits chimiques nocifs : pesticides, produits de nettoyage... Utilisez des alternatives naturelles, comme le vinaigre blanc ou le bicarbonate.

AOÛT
Semaine **32**

lundi **5**

mardi **6**

mercredi **7**

jeudi **8**

vendredi **9**

samedi **10**

dimanche **11**

lune croissante

lune descendante

03 h 06

Apogée
03 h 31

★★★ Appliquer un soin (masque, après-shampoing…) aux cheveux gras (voir Recette beautiful ci-contre).
★ Massage énergétique et tonifiant.
★ Appliquer un soin aux peaux sèches et mixtes (nourrir, raffermir, hydrater).

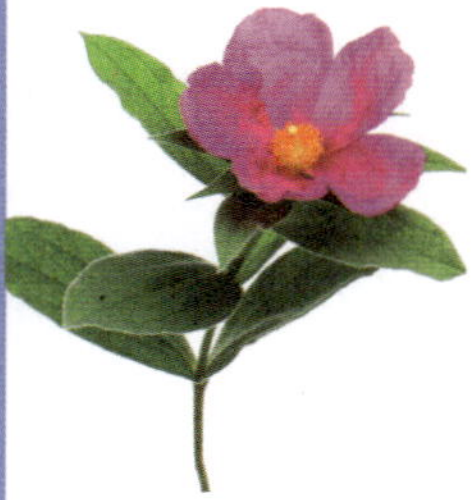

En cas de jambes lourdes

Massage décongestionnant

Si vous avez les jambes enflées et fatiguées, massez-les chaque soir, de la cheville vers la cuisse, avec une huile préparée en mélangeant 50 ml d'huile végétale de votre choix, 20 gouttes d'HE de ciste ladanifère, 20 gouttes d'HE d'hélichryse italienne, 20 gouttes d'HE de cyprès et 10 gouttes d'HE de niaouli.

22 h 39

★★ Couper vos cheveux afin que la repousse soit plus rapide (vigueur et santé).
★★ Coloration des cheveux (les couleurs tiennent mieux).
★★ Appliquer un soin (masque, après-shampoing…) à vos cheveux gras.
★ Massage énergétique et tonifiant.
★ Appliquer un soin aux peaux sèches et mixtes (nourrir, raffermir, hydrater).

Nœud lunaire et apogée **Vendredi avant 09 h 31, laissez vos cheveux, ongles et poils tranquilles !**

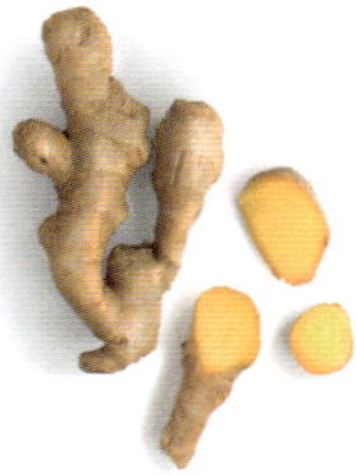

En cas de nausées

Infusion de gingembre

Faites infuser 1 cuillère à café de gingembre frais râpé pendant 10 minutes dans une tasse d'eau bouillante. Prise après chaque repas, cette tisane évite également la formation de gaz chez les personnes sujettes à l'aérophagie.

18 h 52

Après 18 h 52, voir lundi 12 août, page suivante.

> *Je me remplis l'esprit de pensées positives et nourrissantes.*

lundi **5**
St Abel

mardi **6**
Transfiguration

mercredi **7**
St Gaétan

jeudi **8**
St Dominique

vendredi **9**
St Amour

samedi **10**
St Laurent

dimanche **11**
Ste Claire

Recette beautiful

Masque au yaourt & bicarbonate

Pour cheveux gras

- *Cette recette est à faire 1 fois par semaine pour des résultats optimaux.*
- *Dans un bol, mélangez 2 cuillères à soupe de bicarbonate de soude avec une demi-tasse de yaourt nature jusqu'à obtenir une pâte lisse.*
- *Appliquez la pâte sur le cuir chevelu et les cheveux mouillés en massant doucement.*
- *Laisser agir pendant 15 à 20 minutes.*
- *Rincez abondamment à l'eau tiède.*

Le bicarbonate élimine l'excès de sébum et les impuretés, tandis que le yaourt nature hydrate les cheveux et les laisse doux et brillants.

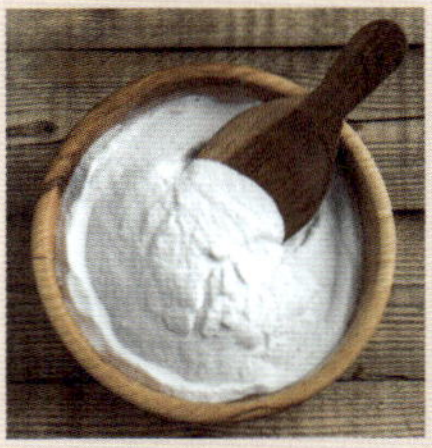

AOÛT
Semaine **33**

lundi 12

mardi 13

mercredi 14

jeudi 15

vendredi 16

samedi 17

dimanche 18

17 h 19

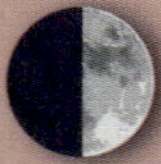

lune croissante

lune descendante

◄ 22 h 05

lune montante

★ Couper vos cheveux (repousse rapide).
★ Coloration (les couleurs tiennent mieux).
★ Appliquer un soin (masque, après-shampoing…) aux cheveux gras.
★ Soins des peaux sèches et mixtes (raffermir, hydrater…).
★ Massage énergétique et tonifiant.

C'est le temps de la réalisation !

12 h 39

✖ Oubliez vos cheveux, ongles et poils.
★ Massage énergétique et tonifiant.
★ Soins des peaux sèches et mixtes (raffermir, hydrater…).

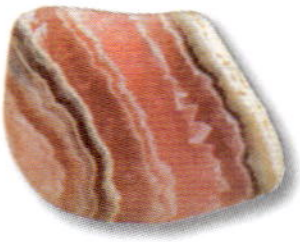

L'astuce litho

La rhodocrosite pour un sommeil serein
Apaisante, elle régularise le sommeil. Portez la pierre en pendentif au niveau du plexus solaire. Placez-la près de vous la nuit pour un sommeil serein.

14 h 05

★★★ Appliquer un soin (masque, après-shampoings…) aux cheveux gras.
★★★ Massage énergétique et tonifiant.
★★ Couper les cheveux (repousse rapide).
★★ Coloration des cheveux (les couleurs tiennent mieux).
★★ Nourrir, raffermir, hydrater les peaux sèches et mixtes.

Notes

22 h 07

★★★ Couper les cheveux (repousse rapide).
★★★ Faire une coloration.
★★★ Soins des cheveux gras.
★★★ Massage énergétique et tonifiant.
★★★ Soins des ongles pour les renforcer (pousse rapide, voir Recette beautiful ci-contre).

*« La persévérance est la clé de la réussite.
Si vous abandonnez, vous êtes sûr d'échouer.*
Daisaku Ikeda

lundi
12
Ste Clarisse

mardi
13
St Hippolyte

mercredi
14
St Évrard

jeudi
15
ASSOMPTION

vendredi
16
St Armel

samedi
17
St Hyacinthe

dimanche
18
Ste Hélène

Recette beautiful

Stimuler la croissance des ongles

Cette recette stimule la circulation sanguine dans les ongles et les exfolie, pour favoriser leur croissance et leur santé. Vous pouvez la réaliser 2 fois par semaine pour des résultats optimaux.

- *Dans un petit bol, mélangez 1 cuillère à soupe de sel marin, 1 cuillère à soupe d'huile d'amande douce et 1 cuillère à soupe de jus de citron.*
- *Appliquez ce mélange sur vos ongles et massez doucement pendant environ 5 minutes.*
- *Laissez reposer pendant encore 5 minutes, puis rincez vos ongles à l'eau tiède et séchez-les avec une serviette propre.*

Et n'oubliez pas de limer régulièrement vos ongles.

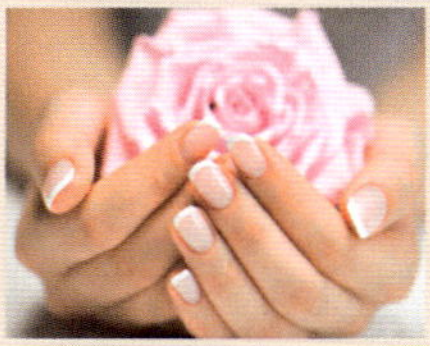

AOÛT

Semaine **34**

lundi 19 — 20 h 26 (pleine lune)

★★★ Couper les cheveux (repousse rapide). Coloration.
★★★ Soins aux cheveux gras.
★★★ Massage énergétique et tonifiant.
★★★ Soins des ongles pour les renforcer (pousse rapide).

mardi 20 — 19 h 25

lune décroissante

Exploitez l'abondance d'énergie de cette pleine lune afin de surmonter les obstacles qu'il vous reste à franchir pour mener à bien votre entreprise.

★★ Faire une permanente.
★ Couper vos cheveux afin qu'ils repoussent plus lentement, plus épais, plus forts et qu'ils fourchent moins.
★ Soins des cheveux secs et mixtes.
★ Massage relaxant ou drainage lymphatique.
★ Jeûne ou diète (penser à boire beaucoup).

mercredi 21 — Périgée 07 h 02

Périgée **Mercredi avant 13 h 02, laissez vos cheveux, ongles et poils tranquilles !**

16 h 22

✖ Oubliez vos cheveux, ongles et poils.

jeudi 22 — ☊ 12 h 26

lune montante

Nœud lunaire **Jeudi avant 18 h 26, laissez vos cheveux, ongles et poils tranquilles !**

★★ Soins dentaires.
★ Commencer un jeûne ou une diète (boire beaucoup).
★ Massage relaxant ou drainage lymphatique.

vendredi 23

samedi 24 — 01 h 42

★★ Soins des ongles pour les renforcer (repousse lente).
★★ Faire une permanente (abîmera moins les cheveux).
★★ Soins des cheveux secs et mixtes.
★★ Commencer un jeûne ou une diète (boire beaucoup).
★ Couper vos cheveux afin qu'ils repoussent plus lertement, plus épais, plus forts et qu'ils fourchent moins.
★ Massage relaxant ou drainage lymphatique.

dimanche 25 — 22 h 08

« Regardez les choses… voyez comment vous pourriez changer cette situation en opportunité.
Paulo Coelho

lundi
19
St Jean Eudes

mardi
20
St Bernard

mercredi
21
St Christophe

jeudi
22
St Fabrice

vendredi
23
Ste Rose de Lima

samedi
24
St Barthélemy

dimanche
25
St Louis

Instant magique

Rituels de pleine lune

- **Méditation :** méditer permet de se connecter à son intuition et de libérer les émotions négatives (concentrez-vous sur votre respiration).
- **Purification :** nettoyez votre maison avec de l'encens ou de la sauge blanche pour purifier votre environnement. Prenez un bain de sel pour purifier votre corps.
- **Gratitude :** exprimez votre gratitude envers les choses que vous avez dans votre vie.
- **Créativité :** profitez de cette période pour peindre, dessiner, écrire ou faire quelque chose qui vous inspire.
- **Célébration :** c'est un moment de célébration et de remerciement pour la vie (organisez une fête avec des amis ou connectez-vous avec des personnes importantes dans votre vie).

AOÛT
Semaine **35**

lundi **26**

11 h 26

mardi **27**

mercredi **28**

jeudi **29**

vendredi **30**

samedi **31**

dimanche **1er**

lune décroissante

lune montante ◄12 h 58

lune descendante

Faites peau neuve :
hammam, gommage, balade en forêt...

★★★ Soins dentaires.
★★ Appliquer un soin aux cheveux secs et mixtes.
★★ Faire un soin des ongles pour les renforcer (pousse lente).
★ Couper vos cheveux afin qu'ils repoussent plus lentement, plus épais, plus forts et qu'ils fourchent moins.
★ Massage relaxant ou drainage lymphatique.
★ Commencer un jeûne ou une diète (boire beaucoup).

Mercredi, à partir de 12 h 58 :
★★ Épilation afin que la repousse soit plus lente.
★★ Soins des peaux grasses (nettoyer, assainir, gommer...).

03 h 42

★★★ Soins dentaires.
★★★ Faire une permanente.
★★ Soins des cheveux secs et mixtes.
★★ Épilation (repousse lente).
★★ Soins des peaux grasses (nettoyer, assainir, gommer...).
★★ Massage relaxant ou drainage lymphatique.
★★ Commencer un jeûne, une diète (boire beaucoup).

14 h 09

✖ Oubliez vos cheveux, ongles et poils.
★★★ Soins dentaires.
★★ Commencer un jeûne ou une diète (boire beaucoup).
★★ Soins des peaux grasses (nettoyer, assainir, gommer...)
★★ Massage relaxant ou drainage lymphatique.

04 h 23

★★★ Soins des ongles. Épilation (repousse lente).
★★★ Massage relaxant ou drainage lymphatique (voir Recette beautiful ci-contre). Jeûne, diète.
★★★ Éliminer vos cors aux pieds.
★★ Soins des peaux grasses (nettoyer, assainir, gommer...).

« Toute la sagesse de l'homme est contenue dans deux mots : marche et méditation.
Alexandre Dumas

lundi **26** Ste Natacha

mardi **27** Ste Monique

mercredi **28** St Augustin

jeudi **29** Ste Sabine

vendredi **30** St Fiacre

samedi **31** St Aristide

dimanche **1er** St Gilles

Recette beautiful

Drainage lymphatique
& douche froide

Le drainage lymphatique est une technique de massage qui consiste à stimuler la circulation de la lymphe et à détoxifier l'organisme, tout en renforçant le système immunitaire.

- Massez avec du beurre de karité, en faisant des mouvements circulaires de 10 secondes.
- Commencez par le pied. Répétez plusieurs fois le mouvement, puis remontez doucement le long de la jambe, toujours de bas en haut.
- Au bout de 10 minutes, passez à l'autre jambe.
- Quand vous avez terminé le massage, installez-vous dans la baignoire, et massez vos jambes avec le jet d'eau tiède, de bas en haut.
- Diminuez petit à petit la température pour finir à l'eau froide.

Des bas de contention permettront de prolonger les bénéfices de ce soin.

SEPTEMBRE

Semaine **36**

lundi **2**

mardi **3**

mercredi **4**

jeudi **5**

vendredi **6**

samedi **7**

dimanche **8**

03 h 55

07 h 43

Apogée
16 h 54

lune croissante

lune descendante

★★★ Éliminer vos cors aux pieds (voir Recette beautiful ci-contre). *(lundi)*
★★★ Soins des ongles pour les épaissir (repousse lente).
★★★ Commencer un jeûne ou une diète (boire beaucoup).
★★★ Massage relaxant ou drainage lymphatique.
★★★ Épilation pour une repousse lente.
★★ Soins des peaux grasses (nettoyer, assainir, gommer…).
★★ Appliquer un soin aux cheveux gras. *(mardi)*
★ Massage énergétique et tonifiant. *(mardi)*
★ Appliquer un soin aux peaux sèches et mixtes. *(mardi)*

Précisez votre intention : concentrez-vous, visualisez-la et affirmez-la quotidiennement.

05 h 22

★★★ Appliquer un soin (masque, après-shampoing…) à vos cheveux gras.
★★ Couper vos cheveux afin que la repousse soit plus rapide (vigueur et santé). *(vendredi et samedi)*
★★ Coloration des cheveux (les couleurs tiennent mieux). *(vendredi et samedi)*
★ Massage énergétique et tonifiant.
★ Appliquer un soin aux peaux sèches et mixtes (nourrir, raffermir, hydrater).

Nœud lunaire et apogée **Jeudi, laissez vos cheveux, ongles et poils tranquilles !**

En cas de cellulite

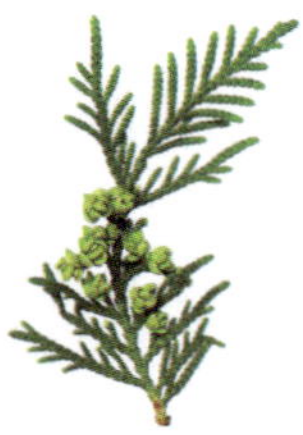

Friction désincrustante

Après la douche, frictionnez les zones où la cellulite s'est installée avec un mélange composé de 200 ml d'huile d'olive, 50 gouttes d'HE d'hélichryse italienne, 50 gouttes d'HE de lemongrass, 50 gouttes d'HE de cèdre, 50 gouttes d'HE de cyprès. Faites ensuite rouler la peau sous vos doigts pour désincruster les amas graisseux. Renouvelez chaque jour.

01 h 50

★ Couper vos cheveux (repousse rapide).
★ Coloration (les couleurs tiennent mieux).
★ Appliquer un soin aux cheveux gras.
★ Soins des peaux sèches et mixtes.
★ Massage énergétique et tonifiant.

“ La meilleure façon de prédire l'avenir est de le créer.

Peter Drucker

lundi
2
Ste Ingrid

mardi
3
St Grégoire

mercredi
4
Ste Rosalie

jeudi
5
Ste Raïssa

vendredi
6
St Bertrand

samedi
7
Ste Reine

dimanche
8
Nativité N.-D.

Recette beautiful

Gommage des pieds rafraîchissant

Le gommage des pieds est à effectuer tous les mois avant la nouvelle lune. Il vous laissera la peau toute douce, avec un effet rafraîchissant et une odeur agréable.

- *Dans un pot, mélangez 100 g d'huile de noix de coco avec 90 g de sucre cristallisé et 8 gouttes d'huile essentielle de menthe poivrée.*
- *Mettez 30 minutes au réfrigérateur pour rafraîchir.*
- *Frottez bien les talons, puis massez vos pieds et vos chevilles de manière circulaire avec ce gommage.*
- *Vous pouvez aussi masser vos jambes lourdes avec.*
- *Rincez sous le jet de douche réglé sur eau tiède, et terminez à l'eau froide pour activer la circulation. Sans les peaux mortes, les callosités auront ainsi du mal à se former.*

SEPTEMBRE

Semaine **37**

lune croissante

lune descendante ◄ 06 h 43 lune montante

lundi 9

★ Couper vos cheveux (repousse rapide).
★ Coloration (les couleurs tiennent mieux).
★ Appliquer un soin aux cheveux gras.
★ Soins des peaux sèches et mixtes.
★ Massage énergétique et tonifiant.

mardi 10

20 h 09

✖ Oubliez vos cheveux, ongles et poils.
★ Massage énergétique et tonifiant.
★ Soins des peaux sèches et mixtes (raffermir, hydrater…).

Adaptation, ajustement et harmonisation de vos projets qui se concrétisent.

mercredi 11

08 h 06

jeudi 12

22 h 42

★★★ Appliquer un soin (masque, après-shampoing…) aux cheveux gras.
★★★ Massage énergétique et tonifiant.
★★ Couper vos cheveux (repousse rapide).
★★ Coloration des cheveux (les couleurs tiennent mieux).
★★ Nourrir, raffermir, hydrater les peaux sèches et mixtes.

vendredi 13

Notes

samedi 14

08 h 12

★★★ Couper vos cheveux (repousse rapide, plus de vigueur et de santé).
★★★ Coloration des cheveux (les couleurs tiennent mieux, voir Recette beautiful ci-contre).
★★★ Appliquer un soin (masque, après-shampoing…) aux cheveux gras.
★★★ Massage énergétique et tonifiant.
★★★ Soins des ongles pour les renforcer (pousse rapide).

dimanche 15

“ *Le bonheur n'est pas au bout du chemin, le bonheur est le chemin.*

lundi **9** St Alain

mardi **10** Ste Inès

mercredi **11** St Adelphe

jeudi **12** St Apollinaire

vendredi **13** St Aimé

samedi **14** Croix Glorieuse

dimanche **15** St Roland

Recette beautiful

Coloration au henné & thé noir

- Infusez 2 sachets de thé noir dans 1 tasse d'eau bouillante pendant 10 minutes.
- Mélangez une demi-tasse de henné naturel en poudre avec de l'eau chaude pour former une pâte épaisse.
- Ajoutez le thé noir infusé, 1 cuillère à soupe de vinaigre de cidre de pomme et 1 cuillère à soupe d'huile de noix de coco. Mélangez bien.
- Appliquez sur vos cheveux en commençant par les racines et en descendant jusqu'aux pointes, puis enveloppez-les dans une serviette chaude 2 à 3 heures.
- Rincez à l'eau tiède et lavez vos cheveux avec un shampoing hydratant.

Le henné donne une teinte rouge orangé. Le thé noir ajoute de la profondeur et aide à fixer la couleur. Le vinaigre de cidre équilibre le pH et maintient la brillance. L'huile de noix de coco nourrit et garde les cheveux hydratés.

SEPTEMBRE

Semaine **38**

lundi 16 — lune croissante — lune montante

06 h 10

★★ Couper vos cheveux (repousse rapide).
★★ Coloration des cheveux (les couleurs tiennent mieux).
★★ Appliquer un soin (masque, après-shampoing...) aux cheveux gras.
★★ Soins des peaux sèches et mixtes (raffermir, hydrater...).
★★ Massage énergétique et tonifiant.

mardi 17

mercredi 18

Super lune
Éclipse de lune

04 h 34

Périgée
15 h 22

21 h 51

02 h 50

La pleine lune est propice à la libération des mauvaises habitudes, vibrations et énergies.

Nœud lunaire et périgée **Mercredi après 09 h 22, laissez vos cheveux, ongles et poils tranquilles !**

✖ Oubliez vos cheveux, ongles et poils.
★ Commencer un jeûne ou une diète (boire beaucoup).
★ Massage relaxant ou drainage lymphatique.

jeudi 19

vendredi 20

10 h 47

★★ Soins des ongles pour les renforcer (repousse lente).
★★ Faire une permanente (abîmera moins les cheveux).
★★ Soins des cheveux secs et mixtes.
★★ Commencer un jeûne ou une diète (boire beaucoup).
★ Couper vos cheveux afin qu'ils repoussent plus lentement, plus épais, plus forts et qu'ils fourchent moins.
★ Massage relaxant ou drainage lymphatique.

samedi 21

dimanche 22 — lune décroissante

05 h 45

★★ Appliquer un soin aux cheveux secs et mixtes.
★★ Soins des ongles pour les renforcer (pousse lente).
★★ Soins dentaires.
★ Couper vos cheveux (repousse lente, épaisse).
★ Massage relaxant ou drainage lymphatique. Jeûne, diète.

“ *Ma maison est un sanctuaire paisible où je me sens en sécurité et heureux.*

lundi **16** Ste Édith

mardi **17** St Renaud

mercredi **18** Ste Nadège

jeudi **19** Ste Émilie

vendredi **20** St Davy

samedi **21** St Matthieu

dimanche **22** St Maurice

AUTOMNE

Instant magique

Chasser de mauvaises énergies

Rituel de la pleine lune

- Mettez du gros sel près de la porte d'entrée et des fenêtres de votre maison le soir de la pleine lune.
- Les énergies négatives vont être absorbées pendant la nuit (si vous pouvez, laisser le gros sel pendant 48 heures, c'est encore mieux).
- Vous devez ensuite impérativement vous débarrasser de ce sel dans les toilettes ou le jeter loin de votre maison.
- Pour une protection supplémentaire, broyez du safran, que vous mélangerez au sel.
- Ensuite, nettoyez les portes et les fenêtres de votre foyer en utilisant la préparation suivante : le jus de 5 citrons, 1 tasse de sel et un quart de tasse de vinaigre blanc dans un seau d'eau (le mélange est fort, donc utilisez des gants).

SEPTEMBRE

Semaine **39**

lundi **23**

mardi **24**

mercredi **25**

jeudi **26**

vendredi **27**

samedi **28**

dimanche **29**

lune décroissante

20 h 50

l. m. ◄18 h 52

lune descendante

★★★ Faire un soin des ongles pour les renforcer (repousse plus lente).
★★★ Soins dentaires.
★★ Appliquer un soin aux cheveux secs et mixtes.
★ Couper vos cheveux afin qu'ils repoussent plus lentement, plus épais, plus forts et qu'ils fourchent moins.
★ Massage relaxant ou drainage lymphatique.
★ Jeûne ou diète (penser à boire beaucoup).

Il faut s'octroyer du temps pour flâner et rêver, afin de faire le plein d'inspiration pour préparer la nouvelle lune.

09 h 31

★★★ Soins dentaires.
★★★ Faire une permanente.
★★ Soins des cheveux secs et mixtes.
★★ Épilation (repousse lente).
★★ Soins des peaux grasses (nettoyer, assainir, gommer…).
★★ Massage relaxant ou drainage lymphatique.
★★ Commencer un jeûne, une diète ou une détox (penser à boire beaucoup).

19 h 46

✖ Oubliez vos cheveux, ongles et poils.
★★★ Soins dentaires.
★★ Jeûne ou diète (penser à boire beaucoup)
★★ Soins des peaux grasses (nettoyer, assainir, gommer…)
★★ Massage relaxant ou drainage lymphatique.

10 h 06

★★★ Couper vos cheveux afin qu'ils repoussent plus lentement, plus épais, plus forts et qu'ils fourchent moins.
★★★ Permanente. Épilation (repousse lente).
★★★ Soins des cheveux secs et mixtes (voir Recette beautiful ci-contre).
★★★ Soins des ongles pour les épaissir (repousse lente).
★★★ Jeûne, diète, détox (penser à boire beaucoup).
★★★ Massage relaxant ou drainage lymphatique.
★★★ Éliminer vos cors aux pieds. *(dimanche)*
★★ Soins des peaux grasses (nettoyer, assainir, gommer…).

“ *L'optimisme est la foi qui mène à la réalisation. Rien ne peut être fait sans espoir et confiance.*

Hélen Keller

lundi **23**

St Constant

mardi **24**

Ste Thècle

mercredi **25**

St Hermann

jeudi **26**

Sts Côme, Damien

vendredi **27**

St Vincent de Paul

samedi **28**

St Venceslas

dimanche **29**

St Michel

Recette beautiful

Soin capillaire à l'aloe vera

Pour hydrater, nourrir et réparer

L'aloe vera est une plante formidable, riche en vitamines A, B6 et B9, qui favorisent la circulation sanguine du cuir chevelu.

- *Si vous avez de l'aloe vera, coupez quelques feuilles et ouvrez-les en deux.*
- *Récupérez la pulpe/gel à l'intérieur (pas le latex blanc) et appliquez directement sur vos cheveux en massant doucement.*
- *Laissez agir une dizaine de minutes, puis rincez à l'eau tiède.*
- *Sinon, vous pouvez réaliser un masque et ajouter deux doses de lait et une dose d'huile de coco pour une dose de gel d'aloe vera.*
- *Laissez agir 30 minutes et rincez. Vos cheveux seront nourris, hydratés, souples et brillants.*

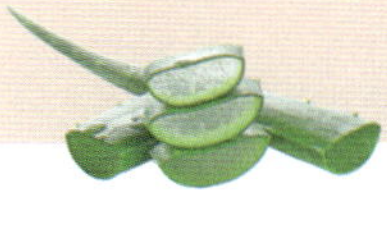

SEPTEMBRE

Semaine **40**

lundi 30

mardi 1er

mercredi 2

Éclipse de soleil

jeudi 3

vendredi 4

samedi 5

dimanche 6

lune décroissante

13 h 52

20 h 49

Apogée 21 h 39

lune croissante

lune descendante

★★★ Couper vos cheveux afin qu'ils repoussent plus lentement, plus épais, plus forts et qu'ils fourchent moins.
★★★ Permanente. Soins des cheveux secs et mixtes. *(lundi)*
★★★ Soin des ongles (pousse lente). Épilation (pousse lente).
★★★ Commencer un jeûne, une diète ou une détox : la nouvelle lune qui arrive vous donnera un coup de pouce.
★★★ Massage relaxant ou drainage lymphatique.
★★★ Éliminer vos cors aux pieds.
★★ Soins des peaux grasses.

11 h 28

Nœud lunaire et apogée **Mercredi, laissez vos cheveux, ongles et poils tranquilles !**

★★★ Massage relaxant ou drainage lymphatique. *(mardi et mercredi)*
★★★ Soins dentaires. *(mardi)*
★★★ Soins des ongles (repousse lente, plus épaisse). *(mardi)*
★★★ Épilation. *(mardi)*
★★★ Éliminer vos cors aux pieds. *(mardi)*
★★★ Commencer une détox (élimination des toxines par les plantes sur 3 semaines).
★★ Jeûne ou diète (penser à boire beaucoup).
★★ Soins des peaux grasses.

La nouvelle lune est la période idéale pour jeûner et se débarrasser de mauvaises habitudes alimentaires.

★★ Appliquer un soin (masque, après-shampoing…) à vos cheveux gras. *(jeudi)*
★ Massage énergétique et tonifiant. *(jeudi)*
★ Appliquer un soin aux peaux sèches et mixtes (nourrir, raffermir, hydrater. *(jeudi)*

07 h 53

★ Couper vos cheveux (repousse rapide).
★ Coloration (les couleurs tiennent mieux).
★ Appliquer un soin (masque, après-shampoing…) aux cheveux gras.
★ Soins des peaux sèches et mixtes (nourrir, raffermir, hydrater).
★ Massage énergétique et tonifiant.

> *Les éclipses solaires nous rappellent que nous ne sommes qu'un minuscule point dans l'immensité de l'univers.*
> Carl Sagan

OCTOBRE

Semaine **40**

lundi 30
Sᵗ Jérôme

mardi 1er
Sᵗᵉ Thérèse de l'Enfant Jésus

mercredi 2
Sᵗ Léger

jeudi 3
Sᵗ Gérard

vendredi 4
Sᵗ Fr. d'Assise

samedi 5
Sᵗᵉ Fleur

dimanche 6
Sᵗ Bruno

Instant magique

Rituels de l'éclipse solaire

Les éclipses solaires sont considérées comme des moments de transformation et de changement. Elles peuvent apporter une énergie puissante de libération et de guérison. Les rituels de l'éclipse solaire sont donc souvent axés sur la libération des énergies négatives et la guérison des blessures émotionnelles. Voici quelques idées à tester :

- *Méditer et se concentrer sur les énergies que vous souhaitez libérer de votre vie.*
- *Écrire une liste des choses que vous voulez laisser partir et brûler cette liste pour symboliser la libération.*
- *Utiliser des cristaux ou des herbes pour renforcer votre intention de guérison et de libération.*
- *Faire un bain rituel pour vous purifier et vous libérer des énergies négatives.*

OCTOBRE

Semaine **41**

lune croissante

lune descendante ◄ 13 h 43 lune montante

lundi 7

mardi 8

02 h 18

✖ Oubliez vos cheveux, ongles et poils.
★ Massage énergétique et tonifiant.
★ Soins des peaux sèches et mixtes (raffermir, hydrater…).

En cas de rhume

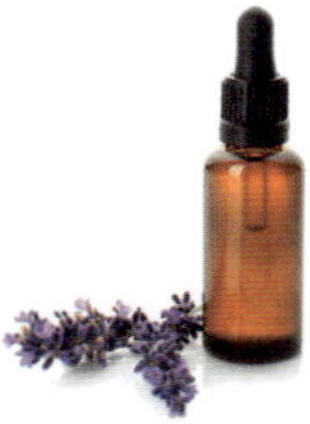

Massage aux huiles essentielles

Dans 100 ml d'huile de massage, versez 20 gouttes d'HE de lavande fine, 10 gouttes d'HE de sapin baumier et 10 gouttes d'HE de ravintsara. Massez-vous les ailes du nez de haut en bas et de l'intérieur vers l'extérieur (du nez vers les joues) pendant 5 minutes, en évitant le contour des yeux. Renouvelez au besoin.

mercredi 9

jeudi 10

05 h 35

★★★ Appliquer un soin (masque, après-shampoing…) aux cheveux gras (voir Recette beautiful ci-contre).
★★★ Massage énergétique et tonifiant.
★★ Couper les cheveux (repousse rapide).
★★ Coloration des cheveux (les couleurs tiennent mieux).
★★ Nourrir, raffermir, hydrater les peaux sèches et mixtes.

20 h 55

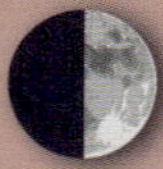

Essayez de réaliser de nouvelles coiffures… La lune s'y prête !

vendredi 11

samedi 12

16 h 46

★★★ Couper les cheveux (repousse rapide, plus de vigueur et de santé).
★★★ Coloration des cheveux (les couleurs tiennent mieux).
★★★ Appliquer un soin (masque, après-shampoing…) aux cheveux gras.
★★★ Massage énergétique et tonifiant.

dimanche 13

16 h 17

★★ Couper les cheveux (repousse rapide). Coloration.
★★ Soins des cheveux gras.
★★ Soins des peaux sèches et mixtes.
★★ Massage tonifiant.

“ *Les maux du corps sont les mots de l'âme. Ainsi on ne doit pas chercher à guérir le corps sans chercher à guérir l'âme.*

Platon

OCTOBRE

Semaine **41**

lundi
7
St Serge

mardi
8
Ste Pélagie

mercredi
9
St Denis

jeudi
10
St Ghislain

vendredi
11
St Firmin

samedi
12
St Wilfried

dimanche
13
St Géraud

Recette beautiful

Eau de rinçage

Spéciale cheveux gras

Utilisez ce rinçage une fois par semaine pour garder vos cheveux frais et légers. Mais attention toutefois à ne pas trop les dessécher !

- *Mélangez 2 cuillères à soupe de jus de citron dans 1 tasse d'eau, puis versez la préparation sur vos cheveux après votre shampoing.*
- *Laissez agir pendant 1 à 2 minutes, puis rincez abondamment à l'eau tiède.*

Le citron élimine les impuretés et réduit la production de sébum.

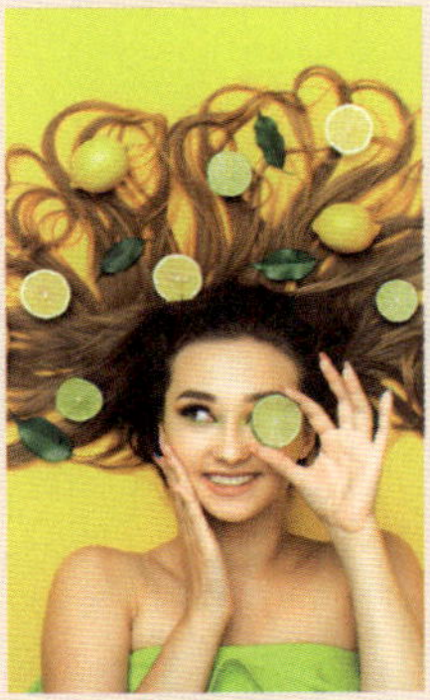

OCTOBRE

Semaine **42**

lundi 14 — lune croissante — lune montante

★★ Couper vos cheveux (repousse rapide).
★★ Coloration des cheveux (les couleurs tiennent mieux).
★★ Appliquer un soin (masque, après-shampoing…) aux cheveux gras.
★★ Soins des peaux sèches et mixtes (raffermir, hydrater…).
★★ Massage énergétique et tonifiant.

mardi 15

mercredi 16 — 09 h 05 — 13 h 55

Nœud lunaire **Mercredi avant 15 h 05, laissez vos cheveux, ongles et poils tranquilles !**

✖ Oubliez vos cheveux, ongles et poils.
★★ Soins des peaux sèches et mixtes (raffermir, hydrater…).
★★ Massage énergétique et tonifiant.

Périgée **De mercredi 20 h 51 à jeudi 08 h 51, laissez vos cheveux, ongles et poils tranquilles !**

jeudi 17 — Périgée 02 h 51 — 13 h 26

Les énergies créatrices se libèrent pour concrétiser vos rêves !

Super lune

vendredi 18 — 21 h 45

★★ Soins des ongles pour les renforcer (repousse lente).
★★ Faire une permanente (abîmera moins les cheveux).
★★ Soins des cheveux secs et mixtes.
★★ Commencer un jeûne ou une diète (boire beaucoup).
★ Couper vos cheveux afin qu'ils repoussent plus lentement, plus épais, plus forts et qu'ils fourchent moins.
★ Massage relaxant ou drainage lymphatique.

samedi 19

dimanche 20 — lune décroissante — 15 h 40

★★ Appliquer un soin aux cheveux secs et mixtes.
★★ Faire un soin des ongles pour les renforcer (pousse lente).
★★ Soins dentaires.
★ Couper vos cheveux afin qu'ils repoussent plus lentement, plus épais, plus forts et qu'ils fourchent moins.
★ Massage relaxant ou drainage lymphatique.
★ Commencer un jeûne ou une diète (boire beaucoup).

« *Ne laissez pas les ombres du passé obscurcir la porte de votre avenir.*

Proverbe indien

OCTOBRE

Semaine **42**

lundi
14
St Juste

mardi
15
Ste Thérèse d'Avila

mercredi
16
Ste Edwige

jeudi
17
St Baudoin

vendredi
18
St Luc

samedi
19
St René

dimanche
20
Ste Adeline

Instant magique

Recharger ses pierres

Un soir de pleine lune

Une pierre est comme une plante, il faut s'en occuper, en prendre soin. Recharger une pierre, c'est lui rendre la puissance qu'elle perd en émettant son énergie.

- *Commencez par purifier vos pierres avant de les recharger, c'est-à-dire enlever les mauvaises énergies. Attention à bien respecter la méthode appropriée pour chacune d'elles (sel, eau, son, encens…).*
- *Un soir de pleine lune, étalez vos pierres sur un rebord de fenêtre ou à l'extérieur, en prenant soin qu'elles ne se touchent pas.*
- *Laissez-les se recharger toute la nuit (attention qu'il ne pleuve pas, certaines pierres n'aiment pas l'eau) et enlevez-les avant que le soleil ne se lève.*

OCTOBRE

Semaine **43**

lundi 21

mardi 22

mercredi 23

jeudi 24

vendredi 25

samedi 26

dimanche 27

lune décroissante

10 h 03

lune montante

02 h 43 ▶

lune descendante

★★ Appliquer un soin aux cheveux secs et mixtes.
★★ Faire un soin des ongles pour les renforcer (pousse lente).
★★ Soins dentaires.
★★ Épilation afin que la repousse soit plus lente. *(mardi)*
★★ Soins des peaux grasses. *(mardi)*
★ Couper vos cheveux afin qu'ils repoussent plus lentement, plus épais, plus forts et qu'ils fourchent moins.
★ Massage relaxant ou drainage lymphatique.
★ Jeûne, diète ou détox (penser à boire beaucoup).

17 h 02

★★★ Permanente (voir Recette beautiful ci-contre).
★★ Soins des cheveux secs et mixtes.
★★ Épilation (repousse lente).
★★ Soins dentaires.
★★ Soins des peaux grasses (sudation, gommage...).
★★ Massage relaxant ou drainage lymphatique.
★★ Jeûne, diète ou détox (penser à boire beaucoup).

02 h 29

C'est le moment de faire le bilan : que s'est-il passé ? Qu'avez-vous appris ?

✕ Oubliez vos cheveux, ongles et poils.
★★★ Soins dentaires.
★★ Jeûne, diète ou détox (penser à boire beaucoup).
★★ Soins des peaux grasses (nettoyer, assainir, gommer...).
★★ Massage relaxant ou drainage lymphatique.

16 h 21

★★★ Couper vos cheveux afin qu'ils repoussent plus lentement, plus épais, plus forts et qu'ils fourchent moins.
★★★ Faire une permanente.
★★★ Soins des cheveux secs et mixtes.
★★★ Faire un soin des ongles pour les épaissir (repousse plus lente).
★★★ Jeûne, diète ou détox (penser à boire beaucoup).
★★★ Massage relaxant ou drainage lymphatique.
★★★ Épilation pour une repousse lente.
★★ Soins des peaux grasses (nettoyer, assainir, gommer...).

« *Je me réveille chaque matin en me sentant heureux et enthousiaste à l'égard de ma vie.*

lundi
21
Ste Céline

mardi
22
Ste Élodie

mercredi
23
St Jean de Capistran

jeudi
24
St Florentin

vendredi
25
St Crépin

samedi
26
St Dimitri

dimanche
27
Ste Émeline

Passage à l'heure d'hiver : à 03 h 00, il sera 02 h 00

Recette beautiful

Crème « looping »

Pour boucler vos cheveux permanentés

- Mélangez et battez au fouet 2 cuillères à soupe de gel d'aloe vera, 2 cuillères à soupe d'huile de noix de coco et 2 cuillères à soupe de beurre de karité jusqu'à l'obtention d'une crème en forme de pics fermes.
- Appliquez sur cheveux mouillés en torsadant vos cheveux autour de votre doigt pour former les boucles.
- Laissez sécher à l'air libre.

L'aloe vera et l'huile de noix de coco vont hydrater et cicatriser vos cheveux. Le beurre de karité va leur donner brillance et luxuriance.

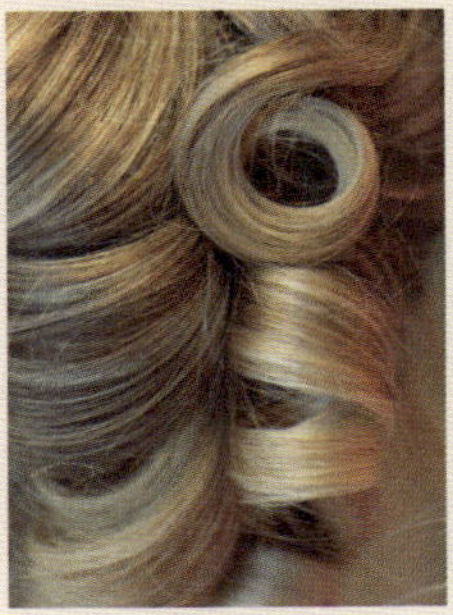

OCTOBRE

Semaine **44**

lune décroissante

lune descendante

lundi 28

★★★ Couper vos cheveux. Soins des ongles. Épilation (repousse lente). Soins des cheveux secs et mixtes. Permanente. Jeûne, diète. Massage relaxant ou drainage lymphatique.

★★ Soins des peaux grasses.

mardi 29

18 h 44

Apogée 23 h 50

16 h 39

Nœud lunaire et apogée **Mardi après 12 h 44, laissez vos cheveux, ongles et poils tranquilles !**

mercredi 30

jeudi 31

★★★ Couper vos cheveux afin qu'ils repoussent plus lentement, plus épais, plus forts et qu'ils fourchent moins. *(sauf jeudi et vendredi)*

★★★ Appliquer un masque aux cheveux secs et mixtes. Faire une permanente. *(sauf jeudi et vendredi)*

★★★ Massage relaxant ou drainage lymphatique.

★★★ Soins des ongles (repousse lente et plus épaisse).

★★★ Épilation (repousse lente).

★★★ Éliminer vos cors aux pieds.

★★★ Commencer une détox (élimination des toxines par les plantes sur 3 semaines).

★★ Jeûne ou diète (voir Recette beautiful ci-contre).

★★ Soins des peaux grasses (nettoyer, assainir, gommer...).

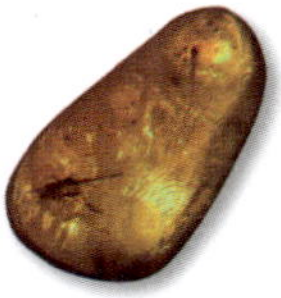

L'astuce litho

L'ambre pour lutter contre la grippe

L'ambre combat les affections respiratoires hivernales et favorise la production de globules blancs. Portez-la au niveau de la gorge.

vendredi 1er

13 h 47

12 h 53

C'est le moment de regarder l'avenir et d'inviter la nouveauté dans votre vie !

samedi 2

★ Soins des peaux sèches et mixtes (nourrir, raffermir, hydrater).

★ Massage énergétique et tonifiant.

dimanche 3

lune croissante

07 h 01

✖ Oubliez vos cheveux, ongles et poils.

★ Massage énergétique et tonifiant.

★ Soins des peaux sèches et mixtes (nourrir, raffermir, hydrater).

« *La vie est un mystère qu'il faut vivre, et non un problème à résoudre.*
Gandhi

lundi
28
St Jude

mardi
29
St Narcisse

mercredi
30
St Bienvenue

jeudi
31
St Quentin

vendredi
1er
TOUSSAINT

samedi
2
Défunts

dimanche
3
St Hubert

Recette beautiful

Eau de gingembre détox

L'eau de gingembre est considérée comme un remède naturel pour perdre du poids. Il est recommandé d'en boire raisonnablement tout au long de la journée pour stimuler le métabolisme. En même temps, maintenez une alimentation saine et équilibrée et faites de l'exercice régulièrement.

- *Pelez 1 morceau de gingembre frais (environ 5 cm) et coupez-le en tranches fines.*
- *Dans une casserole, portez 1,5 litre d'eau à ébullition et ajoutez le gingembre.*
- *Laissez mijoter pendant 10 minutes, puis laissez refroidir.*
- *Filtrez l'eau et ajoutez le jus d'un citron et 1 cuillère à soupe de miel pour sucrer l'eau de gingembre.*
- *Versez-la dans une bouteille et conservez-la au réfrigérateur.*

NOVEMBRE

Semaine **45**

lune croissante

lune descendante

lundi 4

✖ Oubliez vos cheveux, ongles et poils.
★ Massage énergétique et tonifiant.
★ Soins des peaux sèches et mixtes (raffermir, hydrater...).

mardi 5

mercredi 6

10 h 12

18 h 10 ▶

lune montante

★★★ Appliquer un soin (masque, après-shampoing...) aux cheveux gras.
★★★ Massage énergétique et tonifiant.
★★ Couper vos cheveux (repousse rapide).
★★ Coloration des cheveux (les couleurs tiennent mieux).
★★ Soins des peaux sèches et mixtes (raffermir, hydrater...).

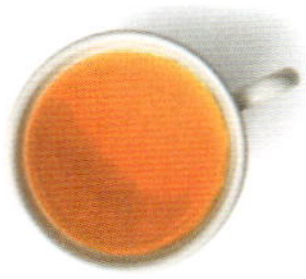

Recette miracle contre l'angine

La ronce, tout simplement

Faites une infusion forte de feuilles de ronce (60 g par litre d'eau, infusés un quart d'heure) et prenez-en une tasse avant chaque repas.

jeudi 7

vendredi 8

22 h 12

★★★ Couper vos cheveux pour qu'ils repoussent rapidement, avec plus de vigueur et de santé (voir Recette beautiful ci-contre).
★★★ Coloration des cheveux (les couleurs tiennent mieux).
★★★ Appliquer un soin (masque, après-shampoing...) aux cheveux gras.
★★★ Massage énergétique et tonifiant.
★★★ Soins des ongles pour les renforcer (pousse rapide).

samedi 9

06 h 55

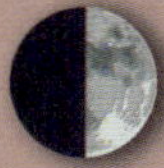

Certaines épreuves s'imposeront peut-être à vous, mais ayez toujours confiance et restez positif.ve.

dimanche 10

23 h 14

★★ Couper vos cheveux (repousse rapide).
★★ Coloration des cheveux (les couleurs tiennent mieux).
★★ Appliquer un soin aux cheveux gras.
★★ Soins des peaux sèches et mixtes (nourrir, hydrater).
★★ Massage énergétique et tonifiant.

“ *La patience est la clé de la joie.*
Proverbe indien

lundi
4
St Charles

mardi
5
Ste Sylvie

mercredi
6
Ste Bertille

jeudi
7
Ste Carine

vendredi
8
St Geoffroy

samedi
9
St Théodore

dimanche
10
St Léon

Recette beautiful

Huiles magiques

Pour stimuler la pousse des cheveux

- *Mélangez 2 cuillères à soupe d'huile de coco, 1 cuillères à soupe d'huile de ricin, 1 cuillères à soupe d'huile d'amande douce et 5 gouttes d'huile essentielle de romarin (facultatif).*
- *Appliquez ce mélange sur votre cuir chevelu et massez doucement.*
- *Répartissez le reste sur les longueurs et les pointes de vos cheveux, puis enveloppez-les dans une serviette et laissez agir pendant 1 heure, voire toute la nuit.*
- *Rincez soigneusement vos cheveux à l'eau tiède et lavez-les avec un shampoing doux.*

Les huiles utilisées sont riches en nutriments essentiels pour la santé des cheveux (acides gras, vitamines et minéraux). Elles les nourrissent, stimulent la circulation sanguine du cuir chevelu et favorisent une croissance plus rapide.

NOVEMBRE

Semaine **46**

lune croissante

lune montante

lundi 11

★★ Couper vos cheveux (repousse rapide).
★★ Coloration des cheveux (les couleurs tiennent mieux).
★★ Appliquer un soin aux cheveux gras.
★★ Soins des peaux sèches et mixtes.
★★ Massage énergétique et tonifiant.

mardi 12

☊ 16 h 58

22 h 11

Nœud lunaire **Mardi après 10 h 58, laissez vos cheveux, ongles et poils tranquilles !**

✖ Oubliez vos cheveux, ongles et poils.
★★ Soins des peaux sèches et mixtes (raffermir, hydrater...).
★★ Faire un massage énergétique et tonifiant.

mercredi 13

Notes

jeudi 14

Périgée 12 h 16

07 h 45

Périgée **Jeudi avant 18 h 16, laissez vos cheveux, ongles et poils tranquilles !**

★★★ Couper vos cheveux (repousse rapide avec plus de vigueur et de santé).
★★★ Coloration des cheveux (les couleurs tiennent mieux).
★★★ Appliquer un soin (masque, après-shampoing...) aux cheveux gras.
★★★ Massage énergétique et tonifiant.

vendredi 15

22 h 28

Super lune

À la pleine lune, lâchez prise et réalisez vos projets !

samedi 16

01 h 44

★★ Appliquer un soin aux cheveux secs et mixtes.
★★ Faire un soin des ongles pour les renforcer (pousse lente).
★★ Soins dentaires.
★ Couper vos cheveux afin qu'ils repoussent plus lentement, plus épais, plus forts et qu'ils fourchent moins.
★ Massage relaxant ou drainage lymphatique.
★ Commencer un jeûne ou une diète (boire beaucoup).

dimanche 17

lune décroissante

> *Un oiseau n'a jamais peur que la branche casse, car sa confiance n'est pas dans la branche, mais dans ses ailes.*

lundi **11**
ARMISTICE 1918

mardi **12**
St Christian

mercredi **13**
St Brice

jeudi **14**
St Sidoine

vendredi **15**
St Albert

samedi **16**
Ste Marguerite

dimanche **17**
Ste Élisabeth

Instant magique

Rituel de la super lune

La super lune est un moment fascinant pour se connecter avec la nature et renforcer notre lien avec l'univers.

- *Prenez quelques respirations profondes et lentes pour vous détendre, puis fermez les yeux et concentrez-vous sur votre respiration.*
- *Ouvrez les yeux et observez la lune : prenez le temps de contempler sa beauté.*
- *Quels sont vos désirs et vos intentions ? Que voulez-vous manifester dans votre vie ?*
- *Écrivez vos intentions sur un papier, puis récitez-les à voix haute avec conviction. Visualisez-vous en train de les réaliser et ressentez la joie et la gratitude.*
- *Remerciez l'univers et la lune, puis terminez en prenant quelques respirations profondes pour vous recentrer.*

Pour ce rituel, vous pouvez également vous entourer de cristaux et de bougies.

NOVEMBRE
Semaine **47**

lune décroissante — l. m. — 11 h 19 ▸ — lune descendante

lundi 18

★★★ Soins des cheveux secs et mixtes. Soins dentaires.
★★★ Soin des ongles pour les renforcer (pousse lente).
★★ Couper vos cheveux. Épilation (repousse lente).
★★ Massage relaxant ou drainage lymphatique.
★★ Soins des peaux grasses.
★★ Jeûne ou diète (penser à boire beaucoup).

mardi 19

01 h 36

★★★ Faire une permanente.
★★ Soins des cheveux secs et mixtes.
★★ Épilation (repousse lente).
★★ Soins des peaux grasses (sudation, nettoyer, assainir…).
★★ Soins dentaires.
★★ Massage relaxant ou drainage lymphatique.
★★ Commencer un jeûne, une diète ou une détox (penser à boire beaucoup).

mercredi 20

10 h 08

✖ Oubliez vos cheveux, ongles et poils.
★★★ Soins dentaires.
★★ Commencer un jeûne, une diète ou une détox (penser à boire beaucoup).
★★ Soins des peaux grasses (nettoyer, assainir, gommer…)
★★ Massage relaxant ou drainage lymphatique.

jeudi 21

vendredi 22

23 h 07

★★★ Couper vos cheveux afin qu'ils repoussent plus lentement, plus épais, plus forts et qu'ils fourchent moins.
★★★ Faire une permanente.
★★★ Soins des cheveux secs et mixtes (voir Recette beautiful ci-contre).
★★★ Faire un soin des ongles pour les épaissir (repousse plus lente).
★★★ Commencer un jeûne, une diète ou une détox (penser à boire beaucoup).
★★★ Massage relaxant ou drainage lymphatique.
★★★ Épilation pour une repousse lente.
★★ Soins des peaux grasses (nettoyer, assainir, gommer…).

samedi 23

02 h 28

Cycle d'élimination des toxines, déstockage… on maigrit en douceur !

dimanche 24

“ Par la douceur, on peut ébranler le monde.
Gandhi

lundi
18
Ste Aude

mardi
19
St Tanguy

mercredi
20
St Edmond

jeudi
21
Prés. de Marie

vendredi
22
Ste Cécile

samedi
23
St Clément

dimanche
24
Ste Flora

Recette beautiful

Masque hydratant

Pour cheveux secs

- *Écrasez 1 banane mûre et un demi-avocat jusqu'à obtenir une purée lisse.*
- *Ajoutez 2 cuillères à soupe d'huile d'olive et 1 cuillères à soupe de miel. Mélangez bien.*
- *Appliquez sur vos cheveux en commençant par les racines et en descendant jusqu'aux pointes.*
- *Laissez le masque agir pendant environ 30 minutes.*
- *Rincez soigneusement vos cheveux à l'eau tiède, puis lavez-les avec un shampoing doux.*

Les ingrédients sont tous très hydratants et nourrissants. La banane contient des vitamines et des minéraux qui aident à nourrir les cheveux secs et abîmés, tandis que l'avocat et l'huile d'olive sont riches en graisses saines pour les cheveux. Quant au miel, il aide à retenir l'humidité dans les cheveux, en les laissant doux et brillants.

NOVEMBRE

Semaine **48**

lundi **25**	☊ 22 h 32	Nœud lunaire et apogée **Entre lundi 16 h 32 et mardi 18 h 56, laissez vos cheveux, ongles et poils tranquilles !**
mardi **26**	Apogée 12 h 56	
mercredi **27**	lune décroissante	
jeudi **28**	lune descendante	
vendredi **29**		
samedi **30**	07 h 21	
dimanche **1er**		

Nœud lunaire et apogée **Entre lundi 16 h 32 et mardi 18 h 56, laissez vos cheveux, ongles et poils tranquilles !**

★★★ Couper vos cheveux afin qu'ils repoussent plus lentement, plus épais, plus forts et qu'ils fourchent moins.
★★★ Appliquer un masque aux cheveux secs et mixtes.
★★★ Faire une permanente.
★★★ Massage relaxant ou drainage lymphatique.
★★★ Soins dentaires.
★★★ Soins des ongles (repousse lente et plus épaisse).
★★★ Commencer une détox (élimination des toxines par les plantes sur 3 semaines).
★★★ Épilation (repousse lente).
★★★ Éliminer vos cors aux pieds. *(jeudi)*
★★ Commencer un jeûne, une diète ou une détox (penser à boire beaucoup).
★★ Soins des peaux grasses (nettoyer, assainir, gommer…).

19 h 44

★★★ Soins dentaires
★★★ Éliminer vos cors aux pieds.
★★ Commencer un jeûne ou une diète : la nouvelle lune qui arrive vous donnera un coup de pouce (boire beaucoup).
★★ Couper vos cheveux afin qu'ils repoussent plus lentement, plus épais, plus forts et qu'ils fourchent moins. *(vendredi)*
★★ Soins des cheveux secs et mixtes. *(vendredi)*
★★ Épilation (repousse lente).
★★ Soins des peaux grasses.
★★ Massage relaxant ou drainage lymphatique.

13 h 34

✖ Oubliez vos cheveux, ongles et poils.
★★★ Commencer un jeûne ou une diète (boire beaucoup).
★★ Massage relaxant.
★★ Soins des peaux grasses. *(samedi)*
★ Massage énergétique et tonifiant. *(dimanche)*
★ Soins des peaux sèches et mixtes. *(dimanche)*

C'est la période idéale pour pratiquer des rituels d'attraction et de prospérité (voir Instant magique ci-contre).

“ *La positivité attire la positivité. Soyez positif·ve et regardez les merveilles se produire.*

lundi
25
Ste Catherine

mardi
26
Ste Delphine

mercredi
27
St Sévrin

jeudi
28
St Jacques de la Marche

vendredi
29
St Saturnin

samedi
30
St André

dimanche
1er
Ste Florence

Instant magique

Rituel de prospérité

La cannelle, épice magique originaire d'Asie, est très prisée pour sa capacité à activer le flux de prospérité. Elle apportera l'énergie de la réussite, la stabilité financière, l'abondance et la chance.

- Le premier jour de chaque mois, devant la porte d'entrée ouverte sur l'intérieur, prenez une poignée de cannelle en poudre dans votre main droite et récitez cette incantation avec foi : « Quand je soufflerai cette cannelle, la prospérité entrera ici. Quand je soufflerai cette cannelle, l'abondance s'installera ici. Quand je soufflerai cette cannelle, la prospérité et l'abondance habiteront ce lieu. »
- Soufflez avec tout votre cœur sur la cannelle, en visualisant la prospérité et l'abondance entrer chez vous.
- Laissez la cannelle au sol pendant 24 heures.

DÉCEMBRE

Semaine **49**

lune croissante

l. d.

23 h 24 ▶

lune montante

lundi 2

✖ Oubliez vos cheveux, ongles et poils.
★ Massage énergétique et tonifiant.
★ Soins des peaux sèches et mixtes.

mardi 3

16 h 07

★★★ Appliquer un soin (masque, après-shampoing...) aux cheveux gras.
★★★ Massage énergétique et tonifiant.
★★ Couper vos cheveux (repousse rapide). *(mardi et mercredi)*
★★ Coloration des cheveux (les couleurs tiennent mieux). *(mardi et mercredi)*
★★ Nourrir, raffermir et hydrater les peaux sèches et mixtes.

mercredi 4

Notes

jeudi 5

03 h 40

★★★ Couper vos cheveux (repousse rapide, plus de vigueur et de santé).
★★★ Coloration des cheveux (les couleurs tiennent mieux, voir Recette beautiful ci-contre).
★★★ Appliquer un soin (masque, après-shampoing...) aux cheveux gras.
★★★ Massage énergétique et tonifiant.
★★★ Soins des ongles pour les renforcer (pousse rapide).

vendredi 6

samedi 7

05 h 06

★★ Couper vos cheveux (repousse rapide).
★★ Coloration des cheveux (les couleurs tiennent mieux).
★★ Appliquer un soin (masque, après-shampoing...) aux cheveux gras.
★★ Soins des peaux sèches et mixtes (raffermir, hydrater...).
★★ Massage énergétique et tonifiant.

Faites le plein d'énergie !

dimanche 8

16 h 27

La véritable richesse réside dans le contentement.
Proverbe indien

DÉCEMBRE
Semaine **49**

lundi
2
Ste Viviane

mardi
3
St François-Xavier

mercredi
4
Ste Barbara

jeudi
5
St Gérald

vendredi
6
St Nicolas

samedi
7
Ste Ambroise

dimanche
8
Imm. Conception

Recette beautiful

Coloration
dorée ou blonde

Faites un test avant d'appliquer la préparation sur vos cheveux pour éviter les réactions allergiques.

- *Dans une casserole, mélangez une demi-tasse de curcuma en poudre et une demi-tasse d'eau.*
- *Ajoutez une demi-tasse de lait de coco et 1 cuillère à soupe d'huile d'olive.*
- *Chauffez à feu moyen pendant 5 à 10 minutes, en remuant constamment.*
- *Laissez refroidir, puis appliquez sur vos cheveux propres et secs en utilisant un pinceau.*
- *Laissez poser pendant 30 à 60 minutes, en fonction de l'intensité de la couleur que vous souhaitez obtenir.*
- *Rincez abondamment à l'eau tiède.*

Le curcuma est connu pour ses propriétés de coloration naturelle et peut donner aux cheveux une teinte dorée ou blonde. Le lait de coco et l'huile d'olive nourrissent et hydratent les cheveux.

DÉCEMBRE

Semaine **50**

lundi **9**

mardi **10**

mercredi **11**

jeudi **12**

vendredi **13**

samedi **14**

dimanche **15**

20 h 36

lune croissante

Périgée 14 h 20

10 h 02

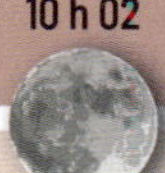

lune montante

◄ 21 h 08

l. d.

04 h 20

Nœud lunaire Lundi après 14 h 36, laissez vos cheveux, ongles et poils tranquilles !

✖ Oubliez vos cheveux, ongles et poils.
★★ Soins des peaux sèches et mixtes (raffermir, hydrater…).
★★ Massage énergétique et tonifiant.

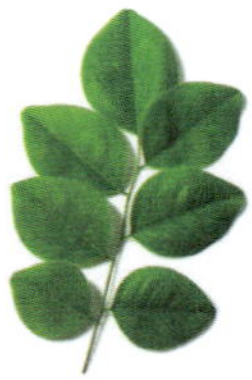

Pour une peau réhydratée

Soin spécial peaux sèches

Massez-vous régulièrement le visage avec quelques gouttes d'huile essentielle de bois de rose additionnée d'une huile végétale nourrissante (germe de blé, noyau d'abricot, avocat…).

16 h 46

★★★ Couper vos cheveux (repousse rapide avec plus de vigueur et de santé).
★★★ Coloration des cheveux (les couleurs tiennent mieux).
★★★ Appliquer un soin (masque, après-shampoing…) aux cheveux gras.
★★★ Massage énergétique et tonifiant.

Périgée Jeudi, laissez vos cheveux, ongles et poils tranquilles !

11 h 51

★★★ Appliquer un soin (masque, après-shampoing…) aux cheveux gras.
★★★ Massage énergétique et tonifiant.
★★ Couper vos cheveux pour une repousse plus rapide.
★★ Coloration des cheveux (les couleurs tiennent mieux).
★★ Soins des peaux sèches et mixtes (voir Recette beautiful ci-contre).

Analyse, gratitude et méditation de pleine lune.

Dimanche :
★★ Appliquer un soin aux cheveux secs et mixtes.
★★ Soin des ongles pour les renforcer (pousse lente).
★★ Soins dentaires.
★ Massage relaxant ou drainage lymphatique.
★ Commencer un jeûne ou une diète (boire beaucoup).

« *En faisant scintiller notre lumière, nous offrons aux autres la possibilité d'en faire autant.*
Nelson Mandela

DÉCEMBRE

Semaine **50**

lundi **9**
St Pierre Fourier

mardi **10**
St Romaric

mercredi **11**
St Daniel

jeudi **12**
St Corentin

vendredi **13**
Ste Lucie

samedi **14**
Ste Odile

dimanche **15**
Ste Ninon

Recette beautiful

Savon liquide

Pour une peau douce, lisse & éclatante

Idéal pour nourrir et adoucir la peau tout en la nettoyant en profondeur.

- *Dans un bol, mélangez intimement 1 tasse de savon noir liquide, une demi-tasse de miel et un quart de tasse d'huile d'olive.*
- *Ajoutez 1 cuillère à soupe de cannelle moulue, 1 cuillère à soupe de poudre de curcuma et 8 gouttes d'huile essentielle de lavande, puis remuez bien.*
- *Versez dans un flacon à pompe pour une utilisation facile.*
- *Appliquez une petite quantité sur la peau humide et massez pour faire mousser. Rincez à l'eau tiède.*

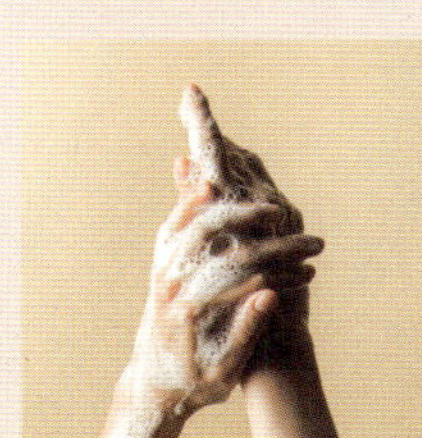

DÉCEMBRE

Semaine **51**

lune décroissante

lune descendante

lundi 16

★★★ Soins des cheveux secs et mixtes. Soins des ongles (repousse lente). Soins dentaires (sauf extraction).
★★ Couper vos cheveux. Épilation (repousse lente). Massage relaxant. Soins des peaux grasses. Jeûne ou diète.

mardi 17

12 h 01

★★★ Faire une permanente.
★★ Soins des cheveux secs et mixtes.
★★ Épilation (repousse lente).
★★ Soins des peaux grasses (nettoyer, assainir, gommer…).
★★ Soins dentaires. Jeûne, diète.
★★ Massage relaxant ou drainage lymphatique.

mercredi 18

20 h 07

✖ Oubliez vos cheveux, ongles et poils.
★★★ Soins dentaires.
★★ Commencer un jeûne ou une diète (boire beaucoup).
★★ Soins des peaux grasses (nettoyer, assainir, gommer…)
★★ Massage relaxant ou drainage lymphatique.

jeudi 19

vendredi 20

08 h 23

★★★ Couper vos cheveux afin qu'ils repoussent plus lentement, plus épais, plus forts et qu'ils fourchent moins.
★★★ Faire une permanente.
★★★ Soins des cheveux secs et mixtes.
★★★ Épilation pour une repousse lente.
★★★ Faire un soin des ongles pour les épaissir (repousse plus lente).
★★★ Massage relaxant ou drainage lymphatique.
★★ Soins des peaux grasses (nettoyer, assainir, gommer…).

samedi 21

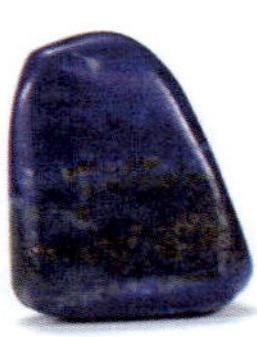

L'astuce litho

Le lapis-lazuli, pour fortifier les cheveux
Massez tous les jours votre cuir chevelu avec une eau de lapis-lazuli et prenez de l'élixir de lapis-lazuli ou buvez de l'eau de gemme.

dimanche 22

23 h 18

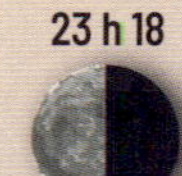

07 h 48

★★★ Couper vos cheveux. Épilation (repousse lente). Masque pour cheveux secs et mixtes. Soins dentaires.
★★★ Massage relaxant. Soins des ongles.

Nœud lunaire **Dimanche après 18 h 22, laissez vos cheveux, ongles et poils tranquilles !**

“ *Le monde n'appartient pas à ceux qui se lèvent tôt, mais à ceux qui sont heureux de se lever.*

lundi
16
Ste Alice

mardi
17
St Gaël

mercredi
18
St Gatien

jeudi
19
St Urbain

vendredi
20
St Théophile

samedi
21
St Pierre Canisius

HIVER

dimanche
22
S[te] Fr.-Xavière

Instant magique

Massage relaxant du soir

Utilisez cette huile pour masser doucement votre corps avant de dormir ou lorsque vous avez besoin de détente.

- *Dans un bol, versez 1 tasse d'huile d'amande douce ou d'huile de noix de coco, 10 gouttes d'huile essentielle de lavande, 5 gouttes d'huile essentielle de camomille et 5 gouttes d'huile essentielle de bergamote.*
- *Mélangez bien jusqu'à ce que les huiles soient bien incorporées.*
- *Transférez la préparation dans un flacon en verre ambré.*

Avant de l'utiliser, testez l'huile sur une petite partie de votre peau pour vérifier qu'il n'y a pas de réaction allergique.

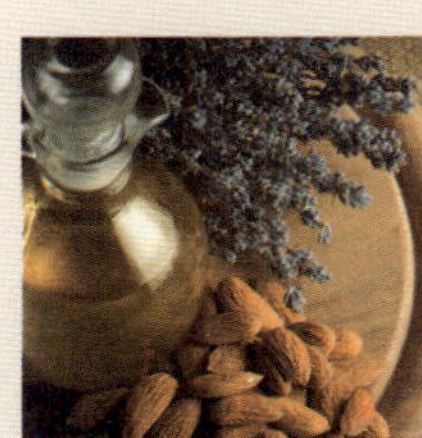

DÉCEMBRE

Semaine **52**

lundi **23** — 00 h 22

mardi **24** — Apogée 08 h 25

mercredi **25**

jeudi **26** — 03 h 42

vendredi **27**

samedi **28** — 21 h 30

dimanche **29**

lune décroissante

lune descendante

Laissez aller, lâchez prise...
La lune est idéale pour la réflexion et l'introspection.

Apogée **Mardi avant 14 h 25, laissez vos cheveux, ongles et poils tranquilles !**

★★★ Couper vos cheveux afin qu'ils repoussent plus lentement, plus épais, plus forts et qu'ils fourchent moins.
★★★ Appliquer un masque aux cheveux secs et mixtes.
★★★ Faire une permanente.
★★★ Épilation (repousse lente).
★★★ Massage relaxant ou drainage lymphatique.
★★★ Soins dentaires.
★★★ Soins des ongles (repousse lente et plus épaisse).
★★ Soins des peaux grasses (nettoyer, assainir, gommer...).

03 h 42

★★★ Soins dentaires.
★★ Couper vos cheveux afin qu'ils repoussent plus lentement, plus épais, plus forts et qu'ils fourchent moins.
★★ Appliquer un soin aux cheveux secs et mixtes.
★★ Épilation pour une repousse lente.
★★ Soins des peaux grasses (nettoyer, assainir, gommer...).
★★ Massage relaxant ou drainage lymphatique.

21 h 30

✖ Oubliez vos cheveux, ongles et poils.
★★★ Soins dentaires.
★★ Soins des peaux grasses (nettoyer, assainir, gommer...).
★★ Massage relaxant ou drainage lymphatique.

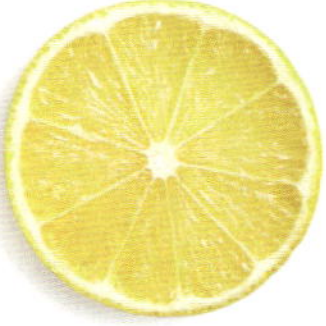

Pour une peau veloutée

Masque tenseur spécial peaux grasses

Mélangez en fouettant vigoureusement 1 blanc d'œuf, 1 yaourt et le jus d'un citron. Étalez sur votre visage et votre cou et laissez agir de 15 à 20 minutes avant de rincer avec une eau citronnée ou un tonique.

« *Lorsqu'une porte du bonheur se ferme, une autre s'ouvre.*

lundi
23
St Armand

mardi
24
Ste Adèle

mercredi
25
NOËL

jeudi
26
St Étienne

vendredi
27
St Jean

samedi
28
Sts Innocents

dimanche
29
St David

Recette beautiful

Gommage à l'argile blanche

Ce gommage est idéal pour exfolier en douceur votre peau, éliminer les impuretés et les cellules mortes, tout en laissant votre peau douce et lumineuse.

- *Mélangez 2 cuillères à soupe d'argile blanche avec 1 cuillère à soupe d'huile d'amande douce ou d'huile d'olive.*
- *Ajoutez 1 cuillère à soupe de miel liquide, puis progressivement, de l'eau tiède en remuant jusqu'à obtenir une pâte lisse et homogène.*
- *Appliquez la pâte sur votre visage en évitant le contour des yeux et des lèvres, et massez délicatement en effectuant des mouvements circulaires pendant 2 minutes.*
- *Laissez ce masque reposer sur votre visage durant 10 minutes.*
- *Rincez à l'eau tiède et séchez délicatement votre visage.*

DÉCEMBRE

Semaine **1**

lundi **30**

mardi **31**

mercredi **1er**

jeudi **2**

vendredi **3**

samedi **4**

dimanche **5**

23 h 27

l. d.

06 h 00 ▸

lune montante

lune croissante

★★★ Faire un soin des ongles pour les renforcer (repousse lente et plus solide).

★ Massage relaxant ou drainage lymphatique. *(lundi)*

La nouvelle lune marque le point de départ pour élaborer ses rêves.

★★★ Appliquer un soin (masque, après-shampoing...) aux cheveux gras. *(mardi)*

★★★ Massage énergétique et tonifiant. *(mardi)*

★★ Nourrir, raffermir et hydrater les peaux sèches et mixtes.

10 h 14

★★★ Couper vos cheveux (repousse rapide, plus de vigueur et de santé).

★★★ Coloration des cheveux (les couleurs tiennent mieux).

★★★ Appliquer un soin (masque, après-shampoing...) aux cheveux gras.

★★★ Massage énergétique et tonifiant.

★★★ Soins des ongles pour les renforcer (pousse rapide).

10 h 51

★★ Couper vos cheveux (repousse rapide).

★★ Coloration des cheveux (les couleurs tiennent mieux).

★★ Appliquer un soin (masque, après-shampoing...) aux cheveux gras.

★★ Soins des peaux sèches et mixtes (raffermir, hydrater...).

★★ Massage énergétique et tonifiant.

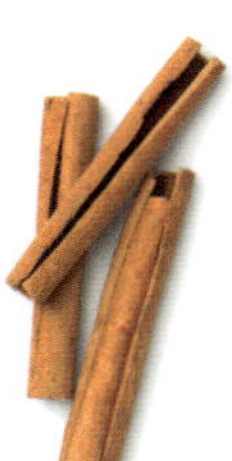

En cas de maux de gorge

Tisane épicée à la cannelle

Dans 50 cl d'eau, faites chauffer 1 bâton de cannelle, 2 feuilles de laurier, 4 clous de girofle et 2 brins de thym. À l'ébullition, éteignez le feu et laissez infuser 10 minutes avant de filtrer. Buvez en 2 fois.

“ *J'aime penser que la lune est là, même si je ne la regarde pas.*
Albert Einstein

JANVIER

Semaine **1**

lundi
30
St Roger

mardi
31
St Sylvestre

mercredi
1er
JOUR DE L'AN

jeudi
2
St Basile

vendredi
3
Ste Geneviève

samedi
4
Ste Odilon

dimanche
5
ÉPIPHANIE

Instant magique

Rituels de nouvelle lune

- *Méditation et visualisation pour manifester vos intentions.*
- *S'écrire une lettre en décrivant ses objectifs et exprimant notre gratitude pour ce que l'on a déjà.*
- *Créer un autel avec des cristaux, des bougies, de l'encens, des plantes...*
- *Faire un bain de purification avec des sels d'Epsom, des huiles essentielles et des herbes pour se libérer des énergies négatives.*
- *Faire un rituel de libération en brûlant une liste de choses que vous souhaitez libérer.*
- *Utiliser des cartes de tarot ou des cristaux pour obtenir des conseils sur les énergies à venir.*
- *Faire une promenade en pleine nature pour vous connecter aux énergies de la lune et de la nature.*
- *Organiser un cercle de femmes ou de méditation pour célébrer la nouvelle lune et pour manifester ensemble vos intentions.*

Calendrier 2025

Janvier			Février			Mars			Avril			Mai			Juin		
1	M		1	S		1	S		1	M		1	J		1	D	
2	J		2	D		2	D		2	M		2	V		2	L	
3	V		3	L		3	L		3	J		3	S		3	M	🌓
4	S		4	M		4	M		4	V		4	D	🌓	4	M	
5	D		5	M	🌓	5	M		5	S	🌓	5	L		5	J	
6	L		6	J		6	J	🌓	6	D		6	M		6	V	
7	M	🌓	7	V		7	V		7	L		7	M		7	S	
8	M		8	S		8	S		8	M		8	J		8	D	
9	J		9	D		9	D		9	M		9	V		9	L	
10	V		10	L		10	L		10	J		10	S		10	M	
11	S		11	M		11	M		11	V		11	D		11	M	🌕
12	D		12	M	🌕	12	M		12	S		12	L	🌕	12	J	
13	L	🌕	13	J		13	J		13	D	🌕	13	M		13	V	
14	M		14	V		14	V	🌕	14	L		14	M		14	S	
15	M		15	S		15	S		15	M		15	J		15	D	
16	J		16	D		16	D		16	M		16	V		16	L	
17	V		17	L		17	L		17	J		17	S		17	M	
18	S		18	M		18	M		18	V		18	D		18	M	🌗
19	D		19	M		19	M		19	S		19	L		19	J	
20	L		20	J	🌗	20	J		20	D		20	M	🌗	20	V	
21	M	🌗	21	V		21	V		21	L	🌗	21	M		21	S	
22	M		22	S		22	S	🌗	22	M		22	J		22	D	
23	J		23	D		23	D		23	M		23	V		23	L	
24	V		24	L		24	L		24	J		24	S		24	M	
25	S		25	M		25	M		25	V		25	D		25	M	🌑
26	D		26	M		26	M		26	S		26	L		26	J	
27	L		27	J		27	J		27	D	🌑	27	M	🌑	27	V	
28	M		28	V	🌑	28	V		28	L		28	M		28	S	
29	M	🌑				29	S	🌑	29	M		29	J		29	D	
30	J					30	D		30	M		30	V		30	L	
31	V					31	L					31	S				

Nouvelle lune

Pleine lune

Premier quartier

Dernier quartier

Juillet			Août			Septembre			Octobre			Novembre			Décembre		
1	M		1	V	Premier quartier	1	L		1	M		1	S		1	L	
2	M	Premier quartier	2	S		2	M		2	J		2	D		2	M	
3	J		3	D		3	M		3	V		3	L		3	M	
4	V		4	L		4	J		4	S		4	M		4	J	
5	S		5	M		5	V		5	D		5	M	Pleine lune	5	V	Pleine lune
6	D		6	M		6	S		6	L		6	J		6	S	
7	L		7	J		7	D	Pleine lune	7	M	Pleine lune	7	V		7	D	
8	M		8	V		8	L		8	M		8	S		8	L	
9	M		9	S	Pleine lune	9	M		9	J		9	D		9	M	
10	J	Pleine lune	10	D		10	M		10	V		10	L		10	M	
11	V		11	L		11	J		11	S		11	M		11	J	Dernier quartier
12	S		12	M		12	V		12	D		12	M	Dernier quartier	12	V	
13	D		13	M		13	S		13	L	Dernier quartier	13	J		13	S	
14	L		14	J		14	D	Dernier quartier	14	M		14	V		14	D	
15	M		15	V		15	L		15	M		15	S		15	L	
16	M		16	S	Dernier quartier	16	M		16	J		16	D		16	M	
17	J		17	D		17	M		17	V		17	L		17	M	
18	V	Dernier quartier	18	L		18	J		18	S		18	M		18	J	
19	S		19	M		19	V		19	D		19	M		19	V	
20	D		20	M		20	S		20	L		20	J	Nouvelle lune	20	S	Nouvelle lune
21	L		21	J		21	D	Nouvelle lune	21	M	Nouvelle lune	21	V		21	D	
22	M		22	V		22	L		22	M		22	S		22	L	
23	M		23	S	Nouvelle lune	23	M		23	J		23	D		23	M	
24	J	Nouvelle lune	24	D		24	M		24	V		24	L		24	M	
25	V		25	L		25	J		25	S		25	M		25	J	
26	S		26	M		26	V		26	D		26	M		26	V	
27	D		27	M		27	S		27	L		27	J		27	S	Premier quartier
28	L		28	J		28	D		28	M		28	V	Premier quartier	28	D	
29	M		29	V		29	L		29	M	Premier quartier	29	S		29	L	
30	M		30	S		30	M	Premier quartier	30	J		30	D		30	M	
31	J		31	D	Premier quartier				31	V					31	M	

Index

Index des recettes beauté

Index des rituels lunaires

Informations
complémentaires

Décalage horaire

L'heure sur Terre est différente suivant le lieu où nous nous trouvons. Les heures indiquées sur cet agenda sont celles de la France. Si vous vous trouvez ailleurs sur la planète, vous devrez adapter les horaires de cet agenda au pays où vous vous trouvez. La planète est découpée en 24 bandes (comprises entre deux méridiens distants de 15°) représentant les 24 heures d'une journée. Vous pouvez utiliser un convertisseur de fuseaux horaires pour faire ce petit travail.

Changement d'heure en 2024

La commission européenne a publié le 27 avril 2021 une directive (2021/C 149/01) qui prolonge l'usage de l'heure d'été jusqu'en 2026. J'ai donc indiqué les changements d'heure du dimanche 31 mars 2024 (à 2 h du matin, il sera 3 h) et du dimanche 27 octobre 2024 (à 3 h du matin, il sera 2 h).

Sources IMCCE

Afin d'avoir des horaires les plus précis et justes des phases de la lune et du passage de cette dernière devant les constellations, je ne me sers d'aucune application. Je prends mes informations directement à la source, à l'Institut de mécanique céleste et de calculs des éphémérides (IMCCE), et plus particulièrement auprès de leur Service de calculs astronomiques et de renseignements (SCAR).

L'IMCCE est l'un des cinq grands bureaux qui produisent des éphémérides originales au niveau international. À travers le SCAR, il est l'unique interlocuteur habilité des services de l'État français pour répondre aux demandes liées aux éphémérides. Outre ce service, l'IMCCE est une unité mixte de recherche du CNRS.

Remerciements

Je tiens à remercier toutes les personnes qui me suivent depuis de nombreuses années sur mon site internet : **calendrier-lunaire.info**, et qui n'hésitent pas à laisser des commentaires et partagent mes articles.

Je remercie l'IMCCE pour la transmission de leurs savoirs, recherches et calculs.

Merci également aux éditions Mosaïque-Santé, qui me font confiance et renouvellent l'aventure de cet agenda qui rassemble les informations des calendriers lunaires mensuels cheveux, santé, beauté et bien-être en un magnifique ouvrage. Nous avons une philosophie commune : faire circuler les informations qui peuvent vous épanouir et vous aider à vivre en bonne santé.

Enfin, merci à vous qui tenez cet agenda entre vos mains, pour votre confiance et cette année 2024 que nous allons vivre ensemble au rythme de la lune.

C'est un long chemin qui m'a conduit vers une vie naturelle, saine, zen et bio, avec comme priorité la santé, le bien-être et l'épanouissement personnel, mais surtout, avec des étoiles plein les yeux... Ce sont ces étoiles que je veux mettre dans vos yeux aujourd'hui, dans l'unique instant présent. Lumineusement vôtre,

Diane
du calendrier-lunaire.info

Retrouvez-moi sur mon site internet afin de discuter ensemble :
http://calendrier-lunaire.info